最新版

膠《こう》原《げん》病《びょう》・リウマチがわかる本

東京医科歯科大学名誉教授
宮坂信之 著

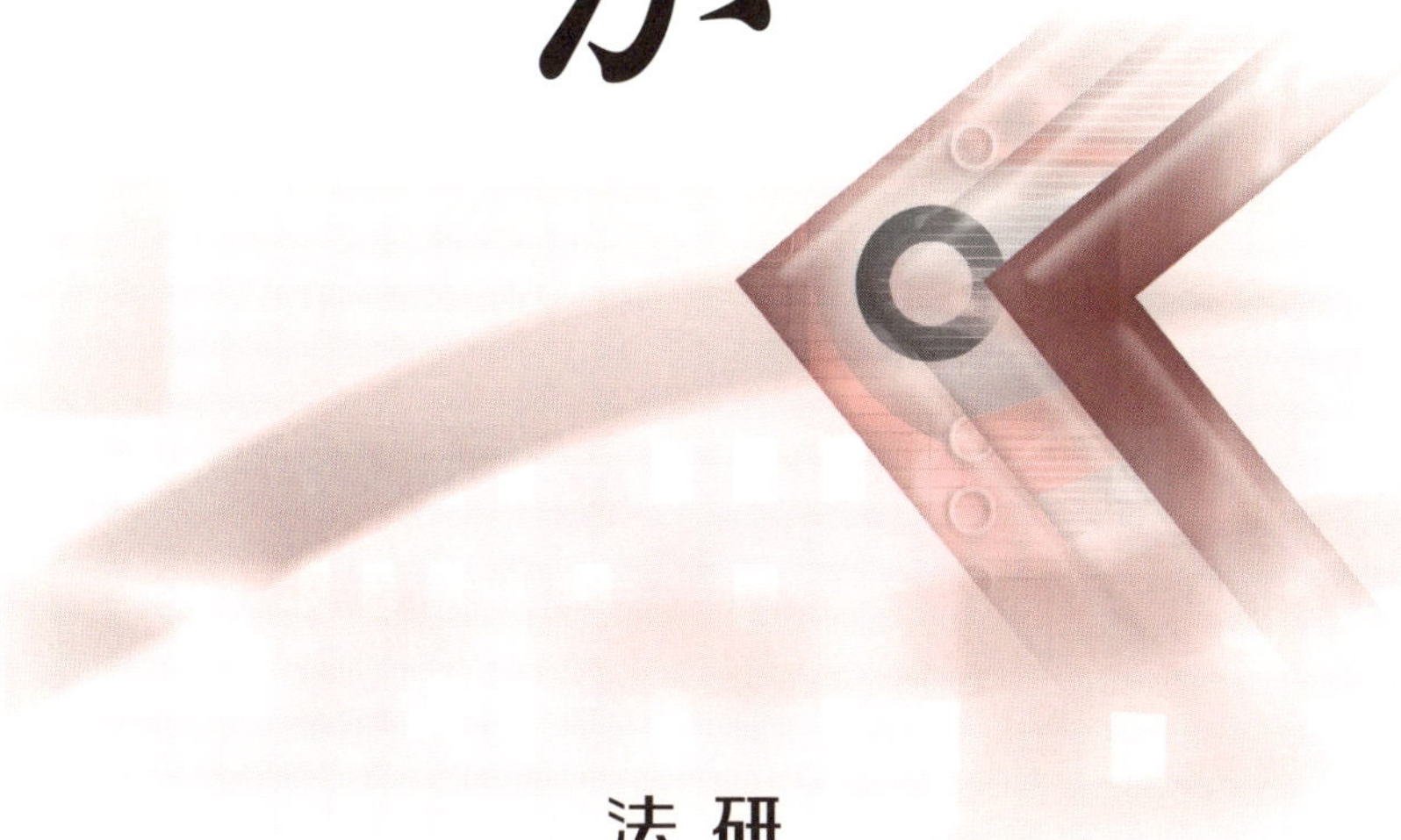

法研

はじめに

病気を正しく理解して、前向きに治療を受け入れるために

「名は体をあらわす」とよくいいますが、膠原病《こうげんびょう》という名前を聞いただけで、それがどんな病気なのかイメージできる人はそれほど多くないと思います。おそらく多くの人は関節リウマチという病気の名前はご存じかと思いますが、この関節リウマチを含め、全身性エリテマトーデスやシェーグレン症候群などの病気の総称として膠原病という名前があります。

膠原病とは、血管や結合組織とよばれる部分に炎症がおこる慢性の病気です。血管や結合組織がからだのあちこちにあるため、全身に病気がおこることから難病とされています。膠原病の原因はまだ解明されていないため、専門医による早期診断と早期治療が大切になります。

リウマチとは、関節が痛くなる病気の総称で、リウマチ性疾患ともいいます。膠原病もリウマチ性疾患のなかに含まれます。そのなかでもっとも多い病気が関節リウマチです。

膠原病やリウマチ性疾患の治療は長期間に及ぶため、専門医による適切な指導とともに、患者さん自身の病気に対する理解と根気が必要になります。患者さんやご家族が病気を理解していなければ治療はうまくいきません。とはいえ、現在のところ膠原病に関する啓発活動は必ずしも十分ではありません。

わが国では、膠原病やリウマチ性疾患の専門外来をしているお医者さんの数はまだ不足しており、外来は患者さんであふれているのが現状です。このため私たち専門医は、残念ながら外来で患者さんに病気についてゆっくりと説明する余裕もありません。

膠原病やリウマチ性疾患は慢性に経過する病気です。したがって、この病気とけんかをしても、病気は決してよくなりません。むしろ、病気と仲よくしつつ、病気を怒らせないように工夫することが大切です。また、患者さんが一人で病気に向き合うのではなく、ご家族やお友達が病気を理解し、患者さんを精神的に支えてあげることも大切です。

患者さんとご家族、まわりのお友達がスクラムを組んで病気と正面から向き合うことで、膠原病やリウマチ性疾患は難病ではなくなります。ですから、本書をきっかけに、多くの患者さんが病気と上手におつきあいをする「コツ」を見つけていただければ、望外の幸せです。

この本に書かれている内容は、わたしが長年、膠原病・リウマチ内科の外来を続けてきた経験に基づくものです。さらに、外来や病棟では患者さんからいろいろなことを学ばせていただきました。その意味で、わたしの患者さんたちにも感謝したいと思います。

本書は平成19年に出た版を改訂したものです。とくに関節リウマチの治療はこの数年間で飛躍的な進歩を遂げたので、リウマチの治療には力を入れて書きました。このため、これまでの『新版　膠原病がわかる本』という書名を、『最新版　膠原病・リウマチがわかる本』と変更しました。

今回の執筆でも、秘書の藤明理恵さんにはいろいろな仕事を手伝っていただきました。また、㈱法研の岡日出夫出版課長と社外編集者の小宮隆さんには、執筆に際して励ましの言葉をいただきました。皆様のご支援なくしては本書の実現はありえませんでした。紙面を借りて厚く御礼申し上げます。

平成28年夏

宮坂　信之

目次

第6章　QOLを向上させるために

第7章 膠原病と上手につきあう方法

1章

膠原病とはどんな病気なのか

臨床的にはリウマチ性疾患、免疫学的には自己免疫疾患、病理組織学的には結合組織疾患としてそれぞれ分類される膠原病。この章では、病気を正しく理解して治療を受け入れるために、膠原病とはどんな病気なのかを総論的に説明します。

膠原病ってどんな病気なの?

膠原病《こうげんびょう》という病気は複雑で、なかなか一言では説明できません。あえていえば「からだのなかの血管と結合組織に炎症がおこる」病気です。血管と結合組織は、からだのなかのどこにでもありますから、基本的にはいたるところで病気がおこる可能性があります。

ふつうの病気は、肺炎や胃潰瘍などのようにひとつだけの臓器に病気がおこりますが、この膠原病は違います。からだのなかのあちこちの臓器に火の手があがり、「同時多発テロ」のように炎症がおこります。

しかも、いったん始まった炎症はすぐに治まることはなく、ぐずぐずと長びくのがふつうです。そのため、さまざまな症状が1年あまりにわたって出没し、それからようやく治療が開始されるということもあります。また、治療中も薬を減らすとまた症状が再発するといった慢性の経過をたどることも少なくありません。

「膠原病は難病である」といわれるのは、このように慢性の経過をたどり、しかもからだのあちこちに炎症をおこす多臓器疾患だからです。

「膠原病」という病名の由来

病気の名前を聞くと、それがだいたいどこの病気なのかわかります。たとえば、肺炎といえば肺におこる炎症ですし、胃潰瘍といえば胃におこる潰瘍のことです。

しかし、膠原病という字を読んでも、それがどこにおこる病気かを理解することはできません。「こうげんびょう」という発音から、「高原病」という文字を連想する人もいますし、「高山病」の一種だと思う人もいるほどです。

膠原病の「膠原」とは、体内の代表的な結合組織である膠原線維からきています。動物の骨や皮を煮固めて接着剤として使っているものを「にかわ（膠）」といいますが、この「にかわ」のもとになっているのが膠原線維です。膠原線維はコラーゲン線維ともよばれています。

膠原病という名前ができたのは、今からわずか約70年前のことです。１９４０年代前半、アメリカの病理学者クレンペラーは、原因不明の病気で亡くなった患者さんの病理標本を顕微鏡で眺めているうちに、奇妙なことに気づきました。これらの組織には、共通して血管や結合組織に薄赤く染まる物質があることを発見したのです。彼はこれをフィブリノイド変性とよび、このフィブリノイド変性は、膠原線維が変化したためにおこるものと考えました。そして、こうした一連の原因不明の病気を、膠原病とよぶことを提唱したのです。

しかし、この膠原病という概念はなかなか認められませんでした。それまでは、「病気はからだの特定の臓器に存在する」という学説が広く信じられてきたからです。ひとつの病気によって同時多発的に複数の臓器に炎症がおこるということを理解するのには、コペルニクス的な発想の転換が必要だったのです。

第二次世界大戦後になって、クレンペラーが提唱してきた膠原病の考え方が正しいことがようやく実証され、その存在が世の中に認知されるようになったのです。

したがって、膠原病とは病気のなかではニューフェースといえます。年配のお医者さんが膠原病を知らないのも無理はありません。

●膠原病とその類縁疾患

❶ 全身性エリテマトーデス（SLE）
❷ 関節リウマチ（RA）
❸ 強皮症（SSc）
❹ 多発性筋炎／皮膚筋炎（PM/DM）
❺ 結節性多発動脈炎（PN）
❻ 多発血管炎性肉芽腫症（GPA）
❼ 好酸球性多発血管炎性肉芽腫症（EGPA）
❽ 顕微鏡的多発血管炎（MPA）
❾ 高安病（大動脈炎症候群）
❿ 巨細胞性動脈炎（側頭動脈炎）
⓫ バージャー病
⓬ 混合性結合組織病（MCTD）
⓭ シェーグレン症候群（SS）
⓮ ベーチェット病
⓯ 抗リン脂質抗体症候群
⓰ 強直性脊椎炎（AS）
⓱ 成人スティル病
⓲ 再発性多発軟骨炎（RPC）
⓳ リウマチ性多発筋痛症（PMR）
⓴ 好酸球性筋膜炎

注：カッコ内は略称

膠原病はいくつかの病気の集合体

膠原病はひとつの病気ではありません。そこにはいくつかの病気が含まれています。

クレンペラーが提唱した膠原病のなかには、全身性エリテマトーデス（ＳＬＥ）、関節リウマチ（ＲＡ）、強皮症《きょうひしょう》（ＳＳｃ）、多発性筋炎／皮膚筋炎（ＰＭ／ＤＭ）、結節性多発動脈炎（ＰＮ）、リウマチ熱（ＲＦ）の六つの病気が含まれていました。

この六つの病気は最初に発見されたことから、お医者さんの間では古典的膠原病とよばれることもあります。

しかし、このなかのリウマチ熱（ＲＦ）の原因が溶連菌《ようれんきん》であることが判明しました。

また、膠原病にはこの六つの病気以外に、もっと多くの病気が含まれるようになっています。

たとえば、混合性結合組織病（ＭＣＴＤ）、顕微鏡的多発血管炎（ＭＰＡ）、多発血管炎性肉《にく》芽腫症《げしゅしょう》（ＧＰＡ）（旧名ウェゲナー肉芽腫症）、好酸球性多発血管炎性肉芽腫症（ＥＧＰＡ）（旧名チャーグ・ストラウス症候群）、高安病、成人スティル病、シェーグレン症候群（ＳＳ）、ベーチェット病、抗リン脂質抗体症候群、再発性多発軟骨炎なども膠原病の仲間です。

膠原病は三つの顔をもつ

膠原病は、臨床的にはリウマチ性疾患、免疫学的には自己免疫疾患、病理組織学的には結合組織疾患にそれぞれ分類されます。つまり、三つの異なる顔をもっている病気なのです。

《一つめの顔》リウマチ性疾患

まず、臨床的な目でみた場合のリウマチ性疾患について説明しましょう。

リウマチ性疾患とは、関節が痛くなる病気の総称です。関節を構成するのは、骨、軟骨、滑《かつ》膜《まく》、筋肉、靭帯《じんたい》などですが、そのいずれに炎症がおこっても、患者さんは「関節が痛い」と訴えます。

膠原病の患者さんの多くも「関節の痛み」を訴えますし、多くの場合は「関節炎」を伴うので、リウマチ性疾患のなかに分類されます。

リウマチ性疾患を病因別にみると、次のように大別されます。

①免疫異常（ＳＬＥなどの自己免疫疾患）
②感染症（細菌性関節炎など）

③内分泌、代謝異常（痛風、偽痛風など）
④腫瘍（多発性骨髄腫、肥大性骨関節症など）
⑤変性（変形性関節症など）
⑥遺伝的素因の関与（強直性脊椎炎など）
⑦遺伝子異常（マルファン症候群など）
⑧外傷（外傷性関節炎症など）
⑨炎症性腸疾患（潰瘍性大腸炎など）
⑩アレルギー

このなかで患者さんの数が圧倒的に多いのは、男性では痛風、女性では変形性関節症です。膠原病は少数派なのです。

《二つめの顔》自己免疫疾患

免疫の「疫」とは病気のことです。すなわち、免疫とは、「病気から免れる」ことを意味します。わたしたちのからだは、このように病気から免れるしくみ（免疫機構）を備えているのです。

からだは、外界から侵入する病原体を常に「異物（＝非自己）」として認識する一方で、自分のからだの成分に対してはこれを「身内（＝自己）」と認識しています。

すなわち、からだは「異物」が侵入した場合には、適切な反応をおこしてこれを排除しようとします。これが免疫反応です。

これに対して、「身内」には反応をおこしません。この免疫反応がタイムリーに、そしてほどよくおこることで、からだは病原体の侵入を防いでいるのです。

ところが、自己免疫疾患とよばれる病気をもつ患者さんは、この反応がうまくいきません。すなわち、からだが「身内」をも「異物」と認めてしまうために、「身内」を攻撃する抗体（＝自己抗体）や「身内」を攻撃するリンパ球（＝自己感作リンパ球）ができてしまい、「同士討ち」をおこしてしまうのです。その結果、からだのあちこちで炎症がおこることになります。いわば、体内でおこった「クーデター」といえまし

リウマチ性疾患

関節、筋肉、骨、靱帯、腱などに痛みやこわばりが生じる病気です。

結合組織疾患

結合組織は、組織の土台としての働きや、栄養を補給するなどの働きをしています。結合組織が侵された結果、組織に障害がおこる病気です。

膠原病

自己免疫疾患

わたしたちのからだには、ウイルスや細菌などの病原体から身を守るために、これらを排除する「免疫」というしくみが備わっています。

この免疫が、自分自身に向けて働きだしてしまうためにおこる病気です。

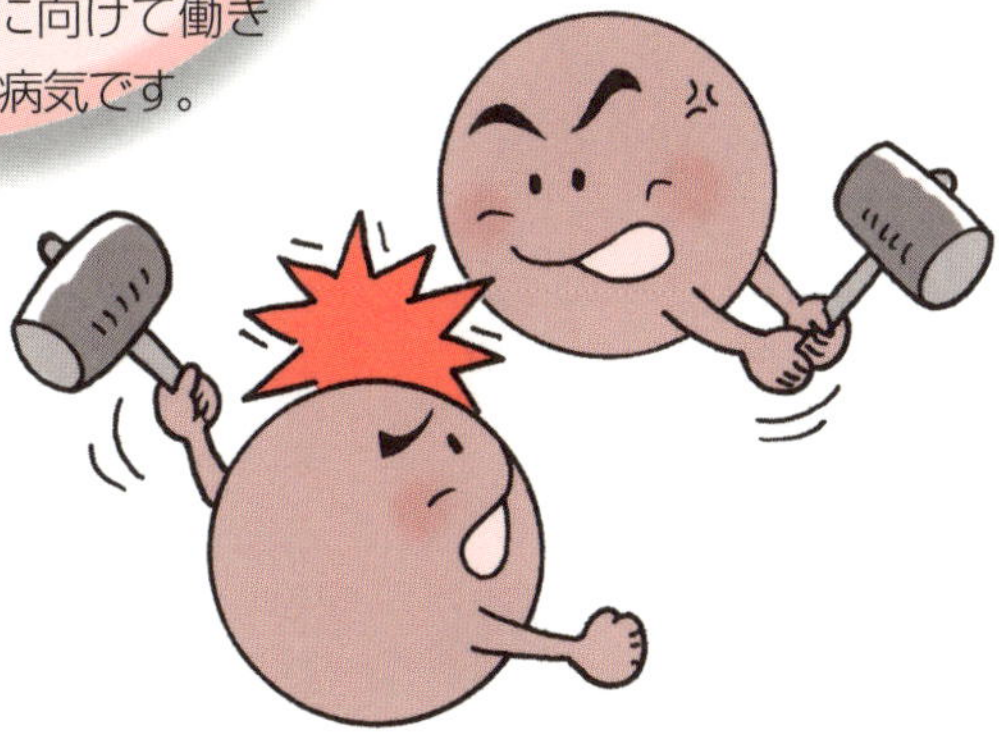

ょう。
関節リウマチではリウマトイド因子（90頁参照）とよばれる物質が血液中に出現します。これはからだのなかで抗体の役目をしている免疫グロブリンG（IgG）とよばれる物質に対する抗体です。したがって、リウマトイド因子は自己の成分に対する抗体なので、自己抗体とよばれています。

また、全身性エリテマトーデス（SLE）の患者さんでは、血液のなかにDNAに対する抗体（＝抗DNA抗体）が出現します。これも自己抗体です。

このように膠原病は、その病気特有の自己抗体が血液のなかに出現するために、免疫学的には自己免疫疾患であるとされているのです。

《三つめの顔》結合組織疾患

膠原病は血管と結合組織に炎症がおこる病気であると前述しました。血管も広い意味では結合組織のなかに入るので、「膠原病の病変がおこる主たる場所は結合組織である」ということができます。したがって、膠原病を病理組織学的な目でみると、結合組織病ということができるのです。このため、アメリカでは膠原病のことを結合組織病（Connective Tissue Diseases）とよんでいます。

しかし、実際には結合組織におこる病気は膠原病だけではありません。ほかにも、先天性遺伝子異常が原因で結合組織に異常をきたすマルファン症候群など、多数の病気があります。

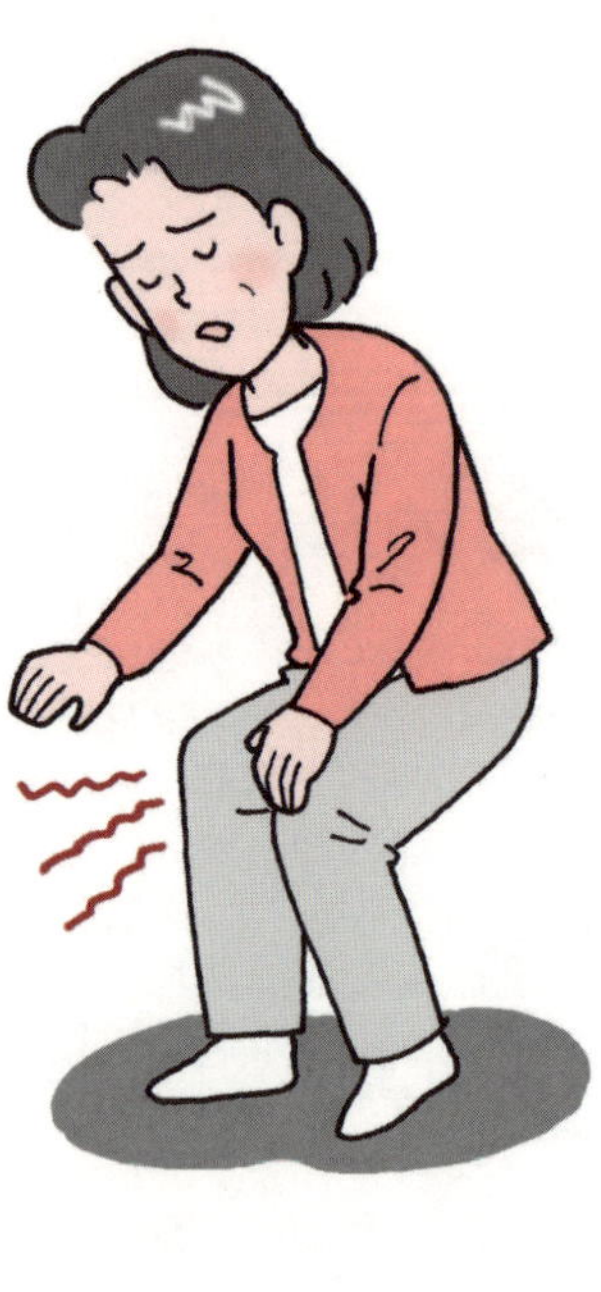

膠原病はめずらしい病気なの？

「膠原病はめずらしい病気なのですか？」という問いに対する答は、イエスでもありノーでもあります。

膠原病のなかで、最も多い病気は関節リウマチです。統計的にみると、世界的には人口の約1％が関節リウマチにかかっているとされています。また、わが国では70万～100万人の患者さんがいると推測されています。この数字をみるかぎり、膠原病がそれほどまれな病気であるとはいえません。

しかし、全身性エリテマトーデス（SLE）はこれよりはるかに少ない病気です。わが国で全身性エリテマトーデスとして指定難病（221頁参照）の認定をされている人は約6～7万人です。

このほか、多発性筋炎／皮膚筋炎という筋肉の病気や、結節性多発動脈炎という血管に炎症をおこす病気の場合には、さらに少なくなり、患者数は1万人以下とされています。

このように、膠原病のなかでも比較的数の多い病気と、きわめてまれな病気とがあるのです。

どんな人が膠原病になるのか

性別にみると、女性が圧倒的に多いのが膠原病の特徴です。

たとえば、関節リウマチでは男性と女性の比は約3対7です。また、全身性エリテマトーデ

●おもな膠原病の日本における推定患者数・性差・好発年齢

疾患名	推定患者数	性差	好発年齢
関節リウマチ（RA）	70～100万人	女　70%	30～60歳代
全身性エリテマトーデス（SLE）	5～6万人	女　95%	20～40歳代
強皮症（SSc）	1万人	女　66%	30～40歳代
多発性筋炎・皮膚筋炎（PM／DM）	1万7000人	女　66%	10～70歳代
シェーグレン症候群（SS）	2万人	女　90%	40～50歳代
混合性結合組織病（MCTD）	1万人	女　90%	20～40歳代
結節性多発動脈炎（PN）	2000人	男女差なし	30～60歳代

スは、もっとその差がはっきりしており、約1対20とされています。こんなに性差がはっきりしている病気はほかにはありません。

膠原病の多くは「指定難病」に指定されている

平成27年から「難病の患者に対する医療等に関する法律」（いわゆる難病法）が施行されています。難病は、次の四つの条件を必要とします。

（1）発病の機構が明らかでない。
（2）治療方法が確立していない。
（3）稀少な疾患である。
（4）長期の療養を必要とする。

指定難病では、これに加えて次の二つの条件がさらに必要です。

（5）患者数が一定の人数に達しないこと（人口の約1％程度）。
（6）客観的な診断基準が確立していること。

平成28年4月現在で、合計306の病気が指定難病となっており、医療費助成の対象です。

膠原病の多くは指定難病となっています。ただし、関節リウマチは指定難病ではありません。関節リウマチ患者の数が多すぎるために、「稀少性」という条件からはずれるためです。関節リウマチのなかでは、悪性関節リウマチとよばれる特定の病気だけが指定難病となっています。

詳しくは第7章で説明をしますが、306疾患のうちわけは難病医学研究財団が管轄している難病情報センター（231頁参照）のホームページ（http://www.nanbyou.or.jp）を参照してください。

膠原病って治るの？

「膠原病は治るのでしょうか?」——これはよく患者さんから質問されることです。

膠原病は、まだ解明されていないため、これを予防することはできません。ふつう、原因がわかりさえすれば、その原因を取り除くことで病気は治るはずですが、膠原病の場合にはまだそのレベルに到達していません。

しかし、昨今の医学の飛躍的な進歩によって、膠原病の早期診断・早期治療が可能になってきました。そのため、手遅れになって治療がうまくいかないということは激減しています。

また、治療方法も年々進歩してきていますし、さらに新しい薬が次々と登場してきています。とくに関節リウマチの分野では、新薬の開発にめざましいものがあります（第4、5章参照）。

その結果、膠原病でも早期診断・早期治療によ

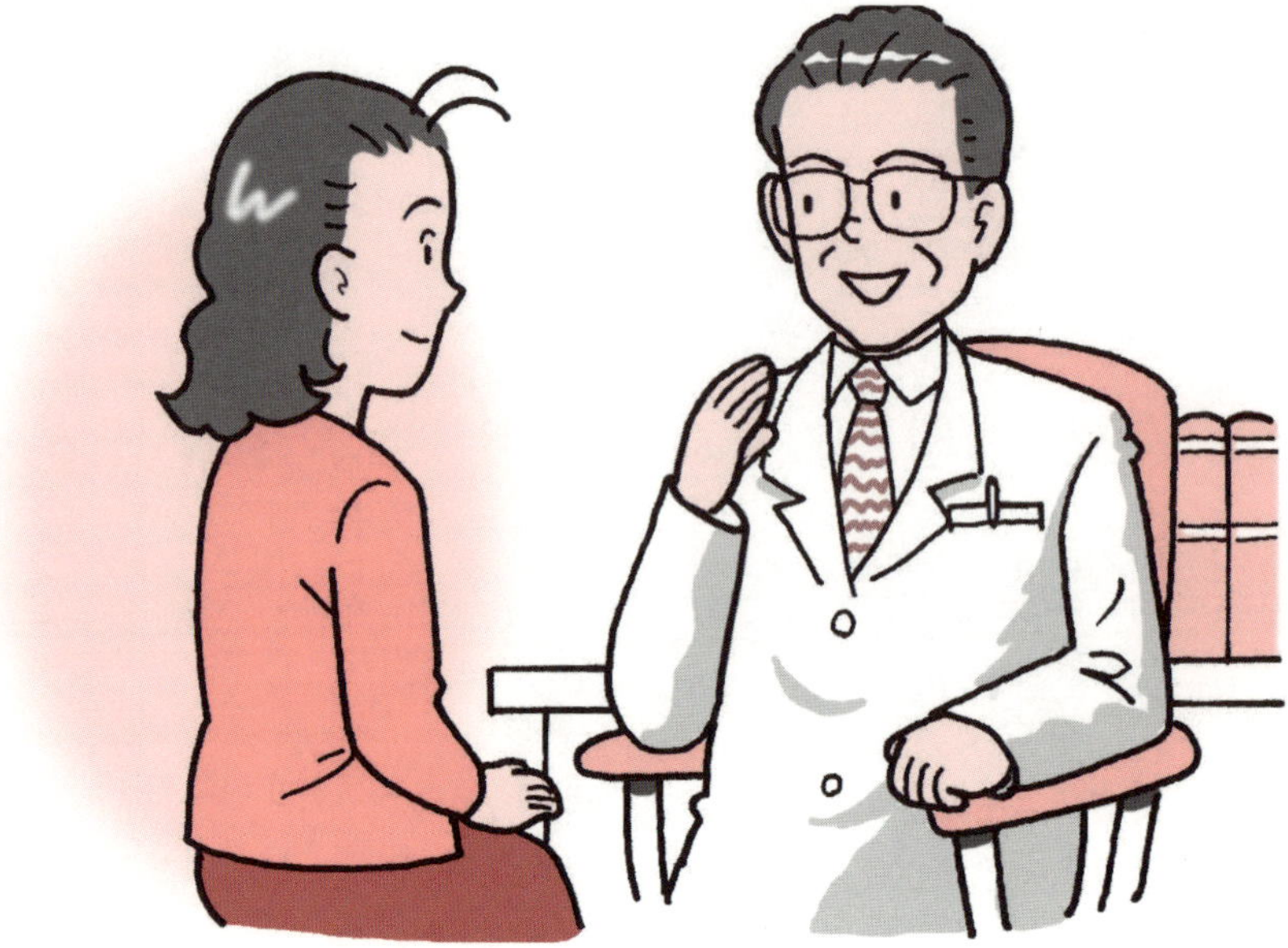

って症状がなくなり、臨床検査データも正常化する「寛解《かんかい》」とよばれる状態にまで改善することが珍しくなくなってきました。

　専門医の数もゆっくりではありますが、確実に増えてきています。

　また、ＩＴ時代の到来以降、世界中の情報がインターネットで取得できるようになり、情報交換もリアルタイムで可能になりました。このため、専門医の間では地球規模で情報を交換し、知識を高めています。

　こうした膠原病をとりまく状況の変化から、現在は膠原病を完全に治すことは難しくても、その症状をコントロールすることで、患者さんの大半は社会復帰が可能になってきています。

　これからも膠原病の予後は、年々向上していくでしょう。

2章

膠原病の原因はどこまで解明されたのか

膠原病は、免疫システムの異常により「自己」に対して抗体をつくり、自分のからだを攻撃してしまう病気です。

しかし、なぜ免疫に異常が現れるのでしょうか。

この章では、遺伝的素因と環境要因を中心に説明します。

膠原病研究の現状

膠原病の本当の原因はまだ解明されていません。しかし、近年の急速な学問の進歩によって、膠原病の犯人探しは着々と進んできています。まだ本当の「ホシ」を捕まえるにはいたっていませんが、研究者たちは、その足跡をたんねんにたどりながら追いかけているところです。

そうした現状について、これからお話ししましょう。

膠原病には免疫の異常がある

すでに述べたように、膠原病の患者さんは自分のからだの成分（＝自己）に対する抗体をつくります。膠原病が自己免疫疾患といわれるゆえんです。

免疫についてさらに説明します。からだに「異物」が侵入すると、免疫機構はこれを排除するために抗体やリンパ球をつくります。でも、自分のからだの成分に対しては、反応をおこしません。生体は「異物（＝非自己）」と「自己」とを識別するシステムをもつことによって、外敵である病原体からからだを守っているのです。すなわち、免疫系は敵と味方をきちんと区別することによって、決して「同士討ち」が起こらないようになっているのです。

一度はしかにかかると、もう二度とはしかにかからないのも免疫のおかげです。この免疫のしくみを利用して積極的に病気を予防すること

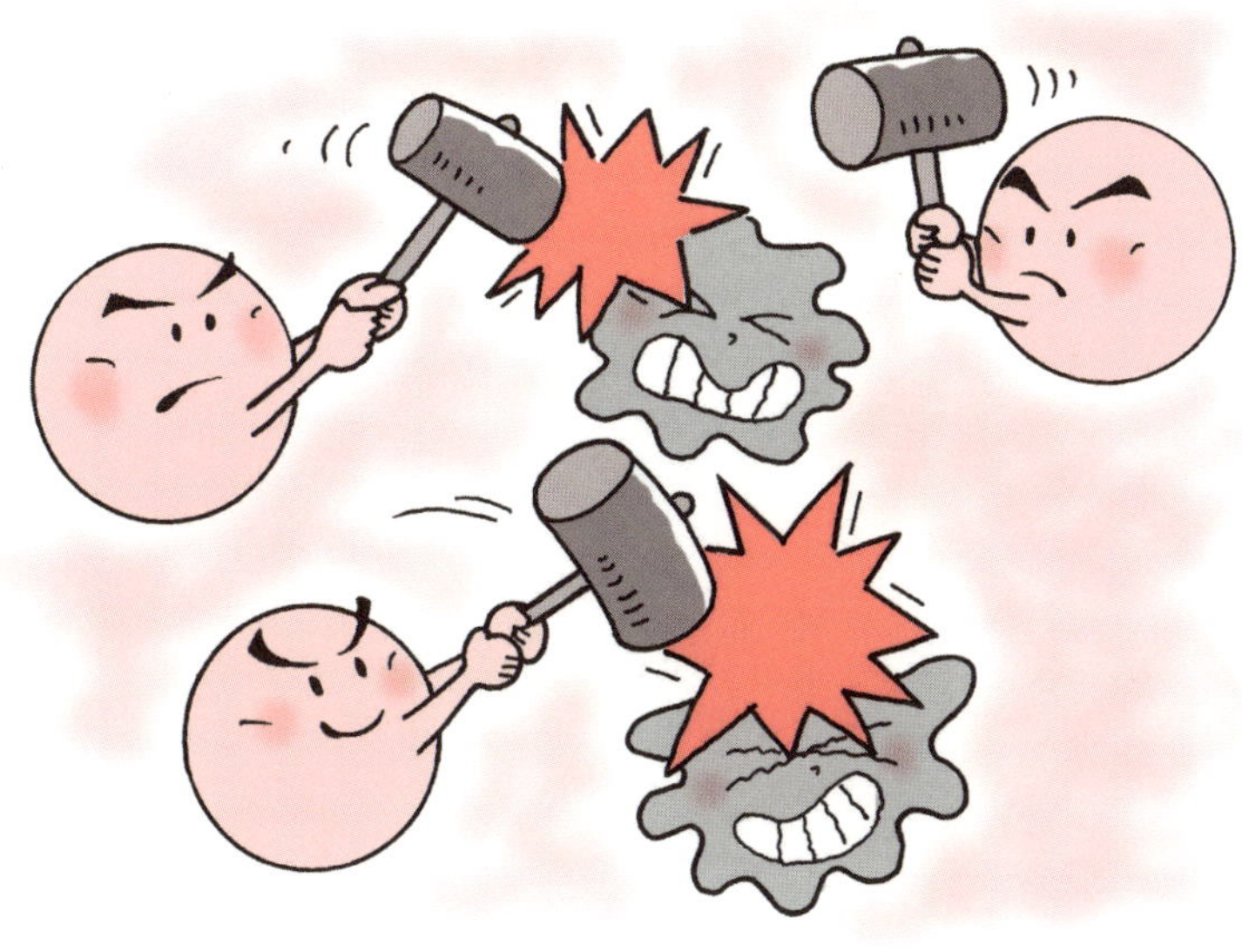

ができます。
たとえばインフルエンザが流行しそうな時期に、前もってインフルエンザワクチンを接種することで、インフルエンザを予防することができます。
ツベルクリン反応を行い、陰性の人にはBCGを接種することで、結核に対する免疫力をつけることができます。
このように、免疫とは、本来はからだを守るために必要なメカニズムなのです。

免疫の舞台役者

免疫を演劇にたとえると、そこでの主役は白血球の中のリンパ球という細胞で、免疫のしくみのなかで司令塔的な働きをしています。

リンパ球は骨髄のなかでつくられたあと、Tリンパ球とBリンパ球の二種類に分かれます。この二種類の異なるリンパ球がからだのなかで、

リンパ球の分化

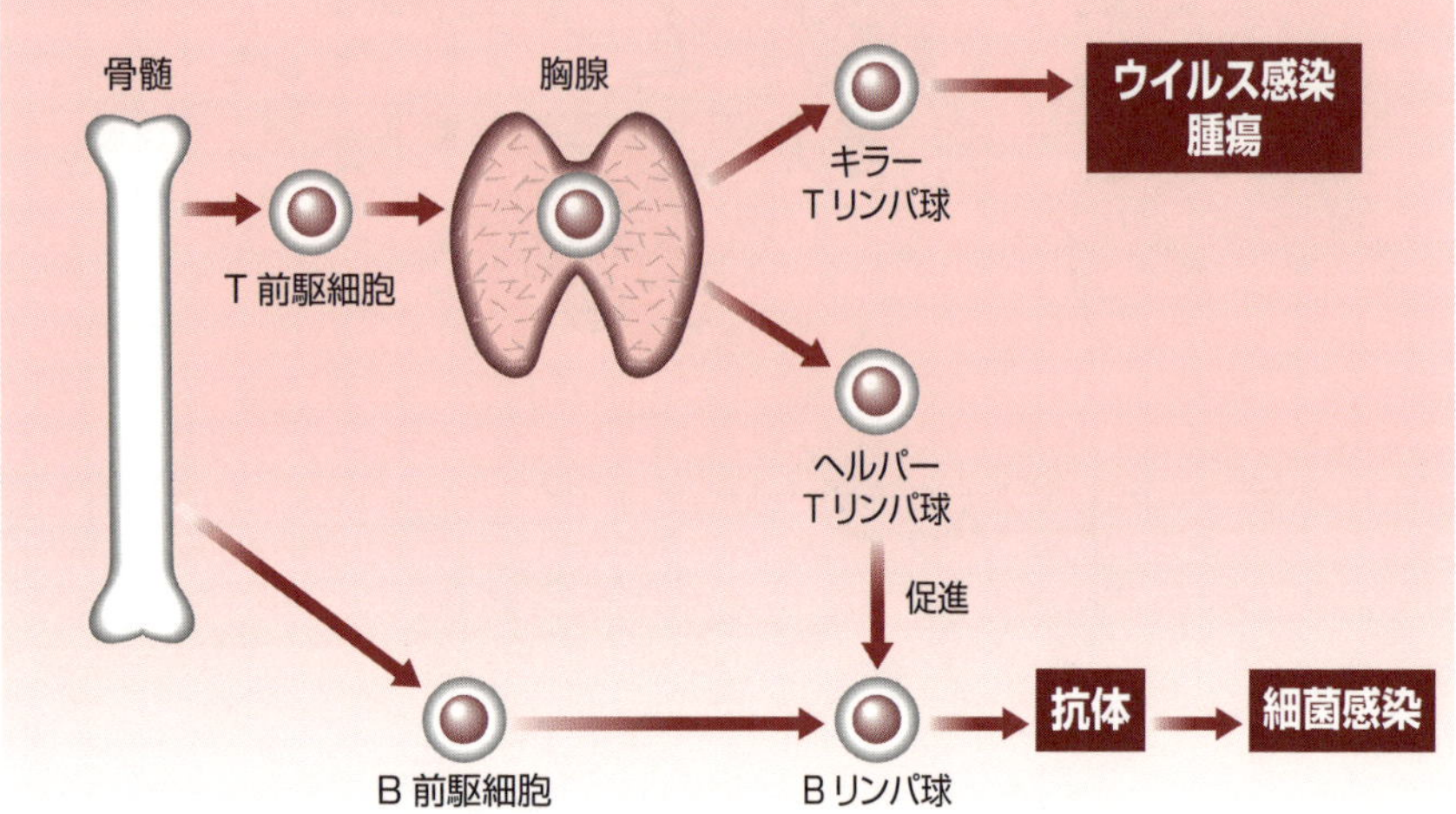

お互いに助け合いながら、さまざまな免疫反応を担っています。

とくにBリンパ球は抗体産生の役目を担っています。これに対して、Tリンパ球は抗体産生を助ける（ヘルパーT細胞）、あるいは病原体に感染した細胞を殺傷する役目（キラーT細胞）を果たしています。

このほか、マクロファージや樹状細胞《じゅじょうさいぼう》とよばれる細胞は、抗原を細胞のなかに取りこんで断片化し、その情報をリンパ球に伝えるのに重要な役割を果たしています。

これらの細胞がお互いに連携プレーをすることによって、免疫という壮大な演劇を演じているのです。

ところで、からだのなかで「異物」か「自己」かの識別をしているのも、こうしたリンパ球たちなのです。

リンパ球は細胞表面にあるアンテナ（抗原レセプター）を利用して、相手（抗原）を識別します。「自己」と反応する可能性のある大半のリンパ球は、胸腺（心臓の前側にある組織）のなかで死滅します。そして、自己とは反応しない、あるいは強く反応しないリンパ球のみが選別され、血液のなかに出てきます。そのため、「同士討ち」がおこらないのです。これらのリンパ球はからだのなかをパトロールすることで、病原体の侵入を防いでいるのです。

また一方で、自己とわずかに反応する能力をもつリンパ球に対しては、その作用が発揮されないように制御するしくみもあります。このために重要な働きをしている細胞は、制御性T細胞とよばれます。そのおかげで、免疫系は「自己」を攻撃することがないのです。このような状態を「自己寛容《かんよう》」とよんでいます。

膠原病は免疫系の破綻によっておこる

しかし、膠原病では免疫系が破綻しているために、「自己」に対して抗体をつくってしまい、その結果、自己抗原を発現している臓器を攻撃するようになります。あるいは自己抗原と反応するTリンパ球が増殖して、自己抗原を発現している臓器を攻撃してしまいます。

つまり、膠原病では本来は敵をやっつけるはずの免疫反応が、かえってあだとなって自分のからだを攻撃してしまうのです。リンパ球が敵と味方の区別ができなくなるために、本来はからだを守るはずのリンパ球が「獅子身中の虫」となって悪さを始めてしまうのです。

問題は、このような「同士討ち」がなぜおこるのかということです。その原因には、遺伝的素因と環境要因などが関与していることが推測されています。

膠原病って遺伝するの？

患者さんから、「膠原病は遺伝する病気ですか？」とよく質問されます。

遺伝とは、特定の遺伝情報が親から子へと伝わることです。特定の遺伝子に異常がおこると、それが親から子に伝わって病気をおこすことがあります。

血友病がその例です。この病気では、ある種の凝固因子をつくる遺伝子に突然変異がおこるため、正常な凝固因子をつくることができなくなり、そのために出血しやすくなります。すなわち、親から子に異常な遺伝子が引き継がれるために、血友病も親から子に伝わるのです。ただし、この染色体は女性を規定しているX染色体（性染色体）のすぐ近くにあるため、この遺伝子の異常はX染色体とともに伝わります。これを伴性《ばんせい》劣性遺伝とよびます。

それでは膠原病はどうなのでしょうか？　今までにわかっているのは、膠原病はひとつだけの遺伝子の異常でおこるのではない、ということです。しかし、いくつの遺伝子が膠原病の病因に関わっているのかについては、現時点ではわかっていません。

膠原病に遺伝が関わっていることを示す証拠はいくつかあります。そのひとつに、家族のなかに複数の患者さんがみられることがあります。たとえば、膠原病の患者さんの家族内にシェーグレン症候群や筋炎の患者さんが多発することがあります。また、まれにお母さんもお子さんも関節リウマチになったという場合もあります。次に説明するHLA抗原の例も、双生児の例も、膠原病と遺伝との深い関係を示唆しています。

膠原病とHLA抗原

関節リウマチの患者さんでは、約70％がHLA－DR4という特定の抗原型をもっています。ただし、健康な人でも約30％弱がこの型をもっているので、この型をもっているからといって必ずリウマチになるというわけではありません。

HLA抗原とは組織適合抗原ともよばれていて、親から子に受け継がれ、からだのアイデンティティ（自分自身らしさ）を保つのに寄与しています。このHLA抗原が一致しないと臓器移植ができないのです。

また、HLA抗原のなかでもHLA－DR抗原は、抗原情報をリンパ球に伝えるために欠く

●膠原病とHLA抗原

疾　患	HLA抗原
関節リウマチ（RA）	DR4
全身性エリテマトーデス（SLE）	DR2、3
混合性結合組織病（MCTD）	DR1、DR4
シェーグレン症候群（SS）	DR3、DR4
ベーチェット病	B51
大動脈炎症候群（高安病）	B52、B39
強直性脊椎炎	B27

ことのできない分子であり、免疫機構において重要な役割をしています。

したがって、このHLA－DR抗原が特定の膠原病と関係があるという事実は、膠原病の原因に遺伝と免疫の異常が関与していることを示唆していると考えられています。

膠原病は多因子遺伝

現在までの研究から、膠原病の発症には複数の遺伝子が関係していることが推測されています。すなわち、ひとつの遺伝子で病気がおこるのではなく、複数の遺伝子が揃った場合に病気がおこりうるということです。このような遺伝は多因子遺伝とよばれています。

現時点では、多因子遺伝ということはわかっていますが、これらの遺伝子がいくつあるのか、どこの染色体上に存在するのか、といったことまではわかっていません。現在、世界中のグループが血眼《ちまなこ》になって膠原病の発症に関係する遺伝子のハンティングを進めているところです。

さて、このような遺伝子をもっていたら、すぐに膠原病になってしまうのでしょうか？　答はノーです。双生児の例で説明しましょう。

一卵性双生児というのは、同じ卵子から生まれてきますから、遺伝的にみればコピー人間です。これに対して、二卵性双生児というのは別々の卵子から生まれてくるので、兄弟や姉妹と同じで、遺伝子はよく似ているけれど完全に一致しているわけではありません。

一卵性双生児の一人が全身性エリテマトーデス（SLE）になったときに、もうひとりもSLEになる確率は約25％といわれています。これに対して、二卵性双生児の一致率は5％以下です。ということは、遺伝子の一致率が高いほうがSLEになりやすいということで、この事実は膠原病の原因に遺伝が関与していることを予想させます。

しかし、この現象をよくみてみると、もうひとつの結論が導き出せます。すなわち、遺伝子が１００％同じ一卵性双生児であっても、必ず病気が発症するわけではない、ということです。二人ともがＳＬＥを発症するケースは、たかだか25％でしかないということです。すなわち、残りの75％は遺伝子がまったく同じなのにＳＬＥにはなりません。このことは、膠原病の原因に遺伝子以外の原因が関与していることを示している、と解釈することができます。

では、いったいその遺伝子以外の原因とは何なのでしょうか？　わたしたちはそれを「環境要因」とよんでいるのですが、それについては次の項で説明します。

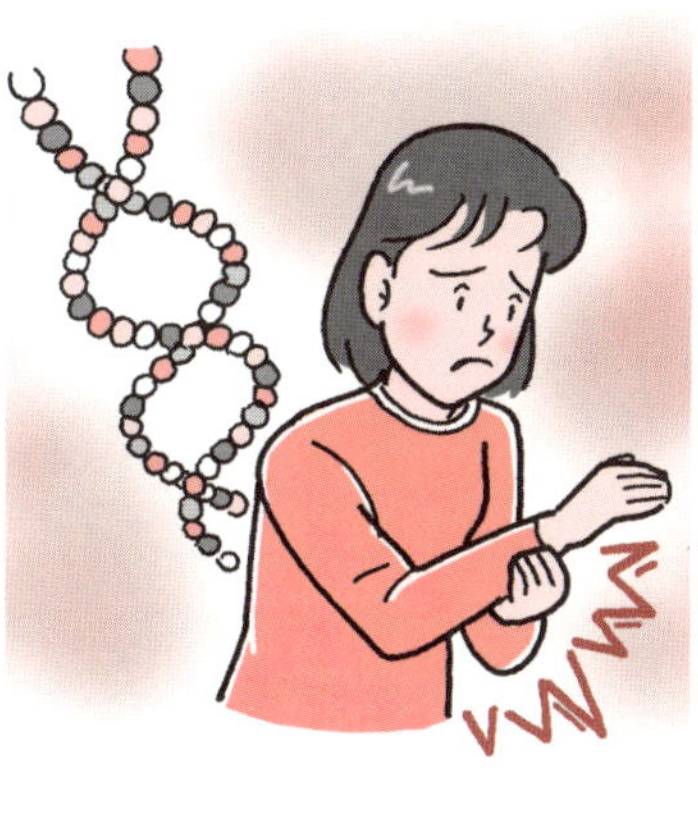

膠原病の環境要因

たとえ遺伝子がまったく同一でも、膠原病を発症しない場合があります―いや、場合があるというより、発症しないことのほうが多いのです。ということは、膠原病の発症に関わる遺伝子をもっていても、そこに何らかの別の因子が作用しなければ膠原病にはならない、ということです。

わたしたちは、その因子は環境のなかにあると考え、「環境要因」とよんでいます。ここでは、膠原病の環境要因の候補を紹介しましょう。

薬物・紫外線・外傷・ストレスなど

ある種の薬剤を使用すると、全身性エリテマトーデスとよく似た症状をおこすことがあります。

たとえば、抗不整脈薬（不整脈を抑える薬）として知られる、プロカインアミド（商品名アミサリン）という薬を長期に服用している人には、かなりの確率で抗核抗体とよばれる自己抗体が出現します。さらにそういう人のなかには、発熱、発疹、関節痛などの全身性エリテマトーデスによく似た症状が現れることがあります。しかし、これらの症状は薬の使用をやめると消えてしまいます。

このほか、向精神薬や抗けいれん薬でも同じような症状をおこす場合があることが知られています。このように、ある種の薬剤や食物が膠原病の発症に関与している可能性は十分に考えられるのです。

また、海水浴などでひどい日焼けをした後に、全身性エリテマトーデスを発症することがあるのは、よく知られた事実です。日焼けというのは一種のやけどですから、やけどによって皮膚が炎症をおこし、ＤＮＡが皮膚の細胞のなかからこぼれ出ることが原因と考えられています。

全身性エリテマトーデスの患者さんでは、もともとＤＮＡに対して自己抗体をつくりやすい傾向があるので、そこに大量のＤＮＡが血中に流れ出ると、さらにＤＮＡに対する抗体産生が刺激されるというわけです。

外傷をきっかけに関節リウマチを発症する場合もあります。わたしは、有名なスポーツ選手がけがをしたことから関節リウマチを発症した

膠原病の環境要因

病気を悪化させることもあるので、発病後はとくに注意しましょう。

体質は膠原病を発症する原因のひとつですが、何らかのきっかけが重ならないかぎり、異常な免疫反応はおこりません。次のようなさまざまな環境要因が発症の原因となっているのです。

感染症

感染症は免疫異常をおこすきっかけに。

喫　煙

関節リウマチ発症の引き金になったり、増悪の原因になったりする。

薬　物

たとえば、長期に抗不整脈薬をのんでいる人には自己抗体が出現しやすい。

寒冷刺激・ストレス

寒冷刺激やストレスは、正常な免疫機能を乱すことがある。

美容整形

シリコンなどの異物を注入すると、免疫反応に異常が現れることがある。

妊娠・出産

胎児が一種の「異物」と認識されると、免疫機能に影響を及ぼす。

外傷・外科手術

大きなけがや外科手術によっても、発病することがある。

紫外線

日焼けという一種のやけどが皮膚の炎症をおこす。

例をみています。また、出産をきっかけに関節リウマチを発症したり、あるいはリウマチが悪化したりする例も知っています。

最近では、リウマチの発症に喫煙が深く関わっていることも明らかになってきました。喫煙が、リウマチにのみみられる抗ＣＣＰ抗体の産生を誘導する可能性があるのです。

このように、環境に存在する未知の要因が、膠原病の発症や悪化に関係している可能性は大いにあるのです。

膠原病は感染症なのか

膠原病の原因に関係するのではないかと考えられる環境要因として、以前から病原体がその候補にあげられてきました。

しかし、膠原病は伝染しません。また、膠原病が多発する地域もとくにありません。さらに、膠原病の患者さんの血液からは、特定の病原体を検出することもできませんし、病原体に対する抗体を検出することもありません。このことから、疫学的にみれば感染症の病原体が関与しているという考え方には否定的です。

しかし、感染症の病原体のなかには免疫系を刺激してこれを活性化するものもあるのです。とくにある種のブドウ球菌の菌体成分は、リンパ球を強く活性化することが知られています。

また、エプスタイン・バーウイルス（ＥＢウイルス）とよばれるウイルスは、リンパ球のなかの抗体産生をつかさどるＢリンパ球を強く刺激します。

さらに、ある種のレトロウイルスとよばれるウイルスは人間の体内で共存していることが知られていますが、このレトロウイルスが突然変異をおこして免疫系を変調させる可能性もあります。

このように、まだわたしたちの知らない未知の病原体が免疫系を活性化させることによって、膠原病発症の引き金を引いている可能性は否定できません。

免疫系と内分泌系・神経系との協調

免疫系はからだのなかで、単独に働いているわけではありません。内分泌系や神経系などのほかのシステムとも協調して働いています。

このため、強い精神的なストレスが続くと免疫系も疲れ果てて、かぜを引きやすくなってしまいます。いわば、免疫系はほかのシステムと連動してハーモニーを奏でており、免疫系は指揮者の役目をしているといっても過言ではありません。

精神的なストレスでリウマチが悪くなるのも、これらの相互作用が関係しているからかもしれません。

関節リウマチがせっかく治まっていたのに、精神的ストレスをきっかけに病気が再び悪くなることもあります。

わたしの外来でも、お姑《しゅうとめ》さんからのいじめでリウマチが悪くなってしまったお嫁さんの例や、ご主人の浮気から、リウマチがさらに悪くなったご婦人の例があります。

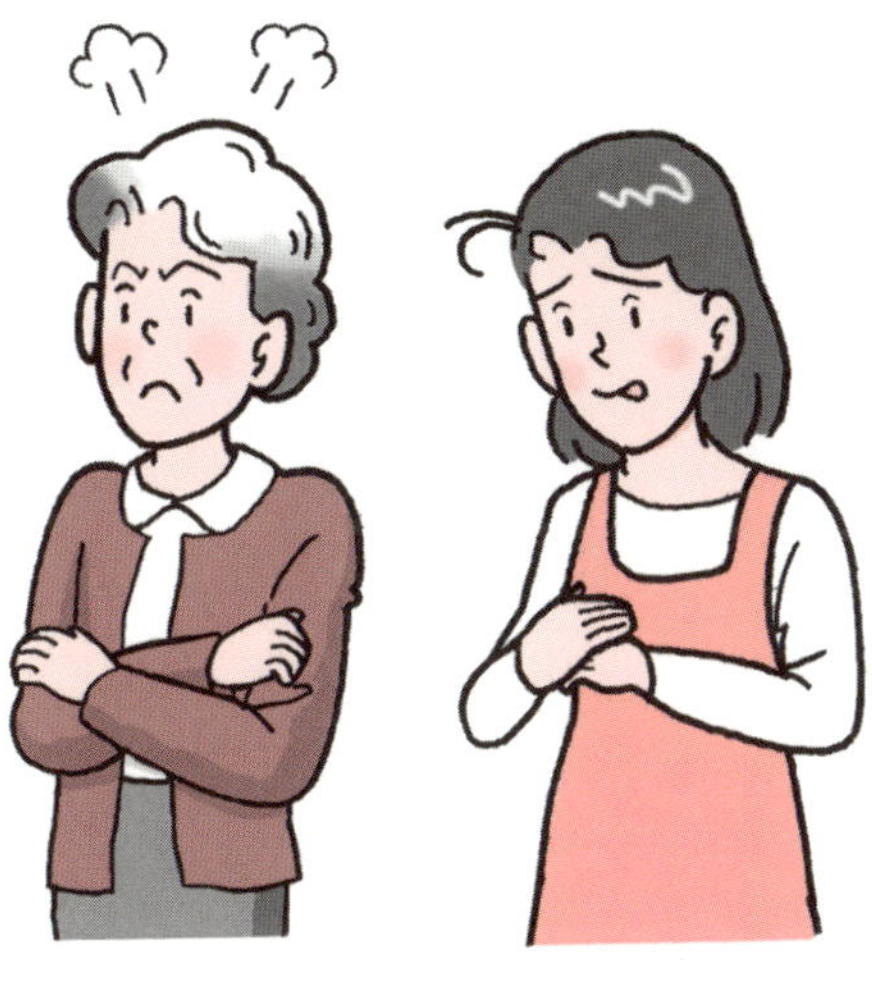

膠原病は女性に多い病気

すでに述べたように、膠原病は圧倒的に女性がかかりやすいことが知られています。

このように女性に好発する病気は、ほかにはあまりありません。しかも、膠原病になるのは思春期を過ぎて女性らしくなってきたときからなのです。

ただし、膠原病の病気の種類によって、性差やおこりやすい年齢（22頁表参照）に多少差があります。

たとえば、全身性エリテマトーデス（ＳＬＥ）が発症するのは20～40歳代です。これに対して、関節リウマチ（ＲＡ）はもう少し遅く、30～60歳代となっています。

女性ホルモンの影響

なぜ、膠原病は女性に多いのでしょうか？

女性を女性らしく保っているのは女性ホルモンです。膠原病のなかでもＳＬＥでは、女性ホルモンが悪さをしているらしいことが推測されています。

まず、この病気は若い女性におこりやすく、しかも妊娠・出産をきっかけに悪化します。

しかし、この病気になった人が年をとると、治療しやすくなります。

ネズミのなかには、ＳＬＥと同じように腎炎が自然に出現する純系ネズミがいることが知ら

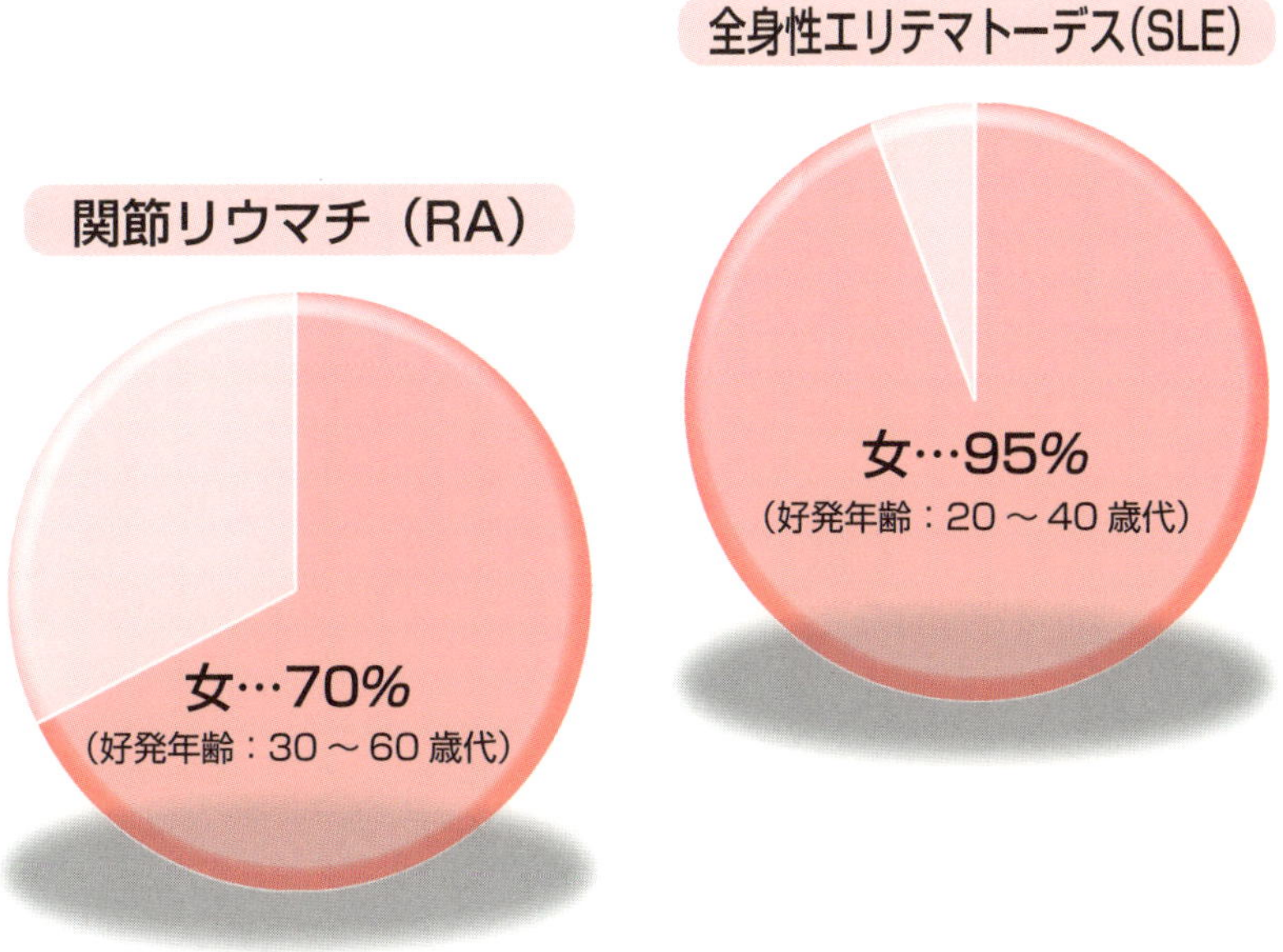

れています。このうち、NZWマウスという一見正常にみえるネズミと、NZBマウスという溶血性貧血をおこすネズミをかけ合わせて生まれた子どもは、SLEとよく似た症状を発症し

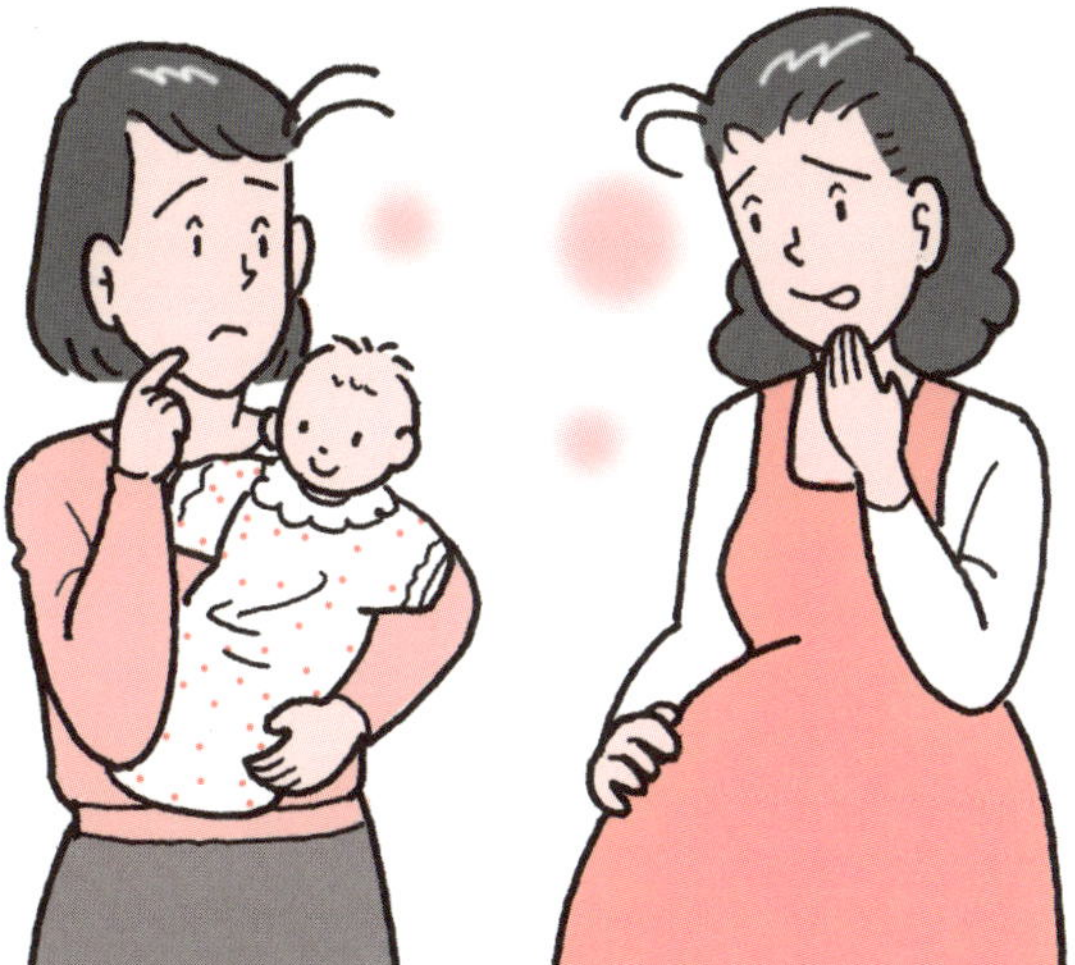

ます。しかも、メスはオスよりも腎炎がひどくなり、早く死亡してしまいます。このメスのネズミに男性ホルモンを注射すると、オスなみに生存率が高まります。

一方、オスのネズミから睾丸を取り出して女性ホルモンを注射すると、メスなみに死亡率が上昇します。

この実験からは、女性ホルモンが病気を悪くする因子として働いていることが考えられます。そこで、男性ホルモンがＳＬＥの治療に有効なのではないかと考えられ、それに基づきＳＬＥの女性に対して男性ホルモンが実験的に投与されました。

しかし、その有効性は確認されませんでした。ネズミとヒトでは違うことが、あらためて証明されたのです。

膠原病の発症に、女性であることが深く関係しているのは確かですが、女性ホルモンのみにその原因を負わせるのは無理なようです。

膠原病の歴史

膠原病の歴史をみてみると、おもしろいことがわかります。

同じリウマチ性疾患でも痛風は太古の昔からありました。たとえば、あのアレキサンダー大王が痛風だったというのは有名な話です。

リウマチという言葉はヒポクラテスの論文集に出てきますが、これは関節リウマチではなく痛風を意味していたようです。

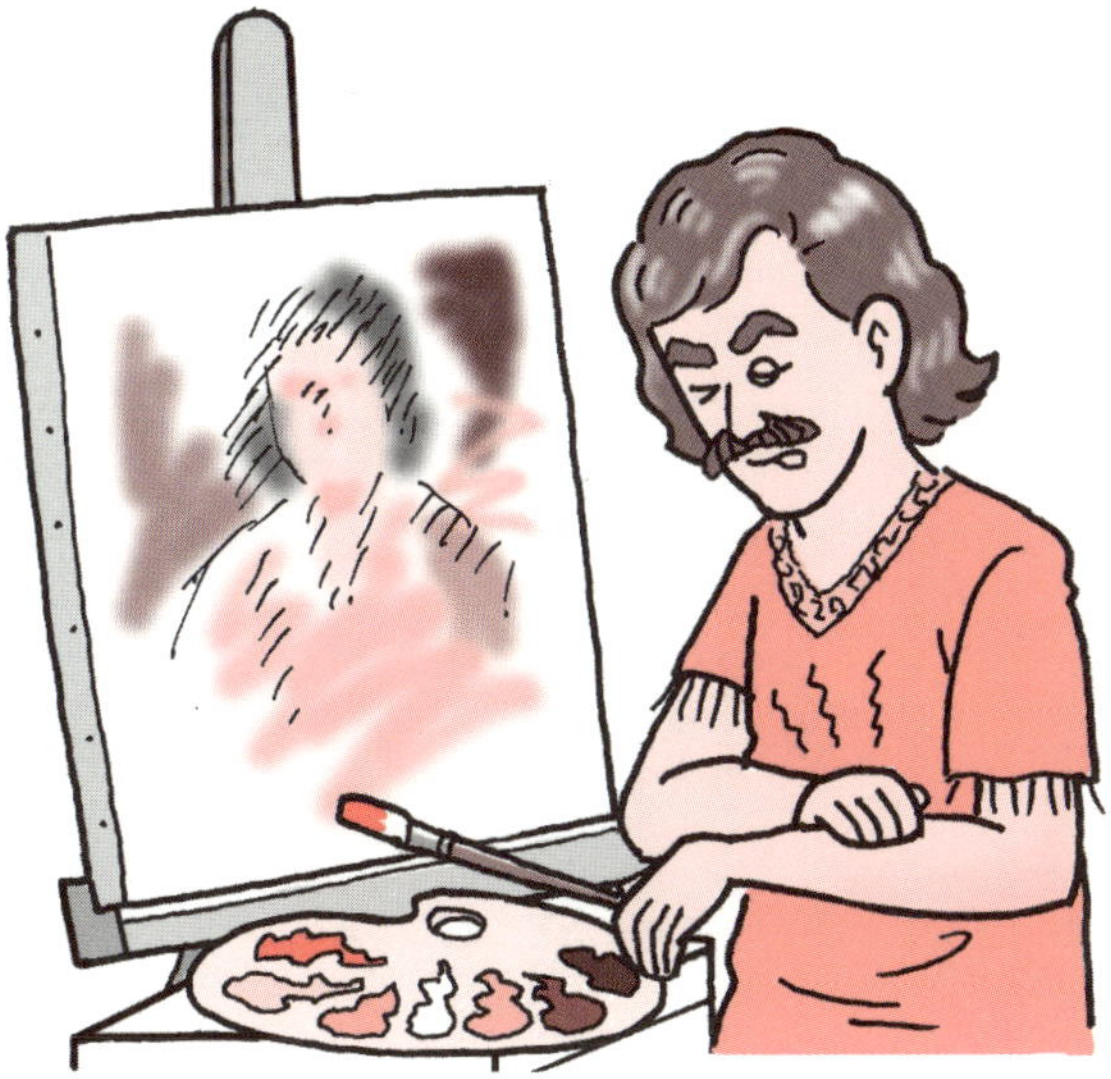

しかし、古文書で関節リウマチに関する記載をみつけることはできません。はっきりとしたリウマチに関する記載があるのは17世紀以降のことです。

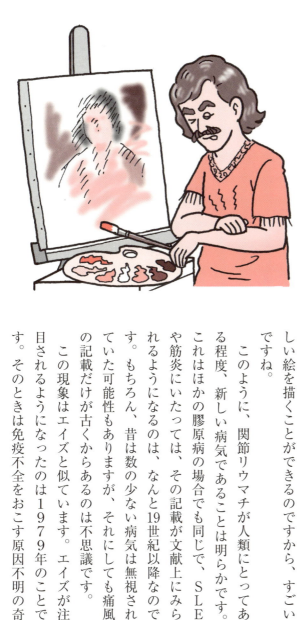

ルーベンスが描いた「聖アンナと聖家族」という絵にあるアンナの左手には、リウマチによるものではないかと思われる変形をみることができます。また、ルーベンス自身もリウマチに悩んでいたとのことです。

ちなみに、画家のルノワールもひどいリウマチで、変形した指に絵筆をくくりつけて描いていたとのことです。それでもあのように素晴らしい絵を描くことができるのですから、すごいですね。

このように、関節リウマチが人類にとってある程度、新しい病気であることは明らかです。これはほかの膠原病の場合でも同じで、SLEや筋炎にいたっては、その記載が文献上にみられるようになるのは、なんと19世紀以降なのです。もちろん、昔は数の少ない病気は無視されていた可能性もありますが、それにしても痛風の記載だけが古くからあるのは不思議議です。

この現象はエイズと似ています。エイズが注目されるようになったのは1979年のことです。そのときは免疫不全をおこす原因不明の奇病が、それも同性愛者におこるということで注目されていました。ところが、それから間もなくエイズウイルス（ＨＩＶ）が発見され、後天性免疫不全症候群（＝エイズ）とよばれる病気の原因は、ウイルスであると判明したのです。

かつてはアフリカの風土病として存在していたエイズウイルスが、奴隷貿易とともに中南米に入り込み、突然変異をおこして感染力を増し、やがて同性愛者とともにアメリカへと上陸し、１９８０年代以降に、アメリカのみならず世界を席巻するようになったというわけです。

このように、膠原病の病因にも、未知のウイルスなどの病原体が関与している可能性は十分に考えられます。今後、この方面からの検討もさらに進められるものと思います。

3章

膠原病が疑われるとき

膠原病の治療では、専門医による早期診断と早期治療が大切になりますが、その前に患者さん自身がからだの不調にいち早く気づくことが前提になります。この章では、微熱が続く、からだがこわばる……など、膠原病に共通してみられる症状について説明します。

膠原病に共通してみられる症状

ここで、膠原病に共通してみられる症状について述べます。しかし、これからあげる症状は膠原病だけではなく、ほかの病気でもおこる症状だということを理解してください。同じ症状が出たからといって、すぐに「膠原病になった」というわけではありません。

膠原病の場合、症状は慢性に経過することが多く、週単位、ときには月単位で続くのが一般的です。

発熱

発熱は、微熱の形をとるものから、熱が平熱と高熱の間をいったりきたりする弛張熱《しちょうねつ》の形をとるものまでさまざまですが、多くの場合は微熱です。

それではいったい体温が何度あれば微熱というのでしょうか？

一般には、腋の下で測定した場合には37・0～37・9度を微熱としています。しかし、女性には性周期があり、生理がくる前の約2週間に及ぶ高温相では37度を超えるので、日常診療では37・5～37・9度を微熱と考えています。

また、体温には0・5度くらいの日内変動があり、午前6時ころが最低で、午後4時ころに最高となります。したがって、連日体温を測る必要がある場合には、その時間帯を一定にしたほうがよいでしょう。

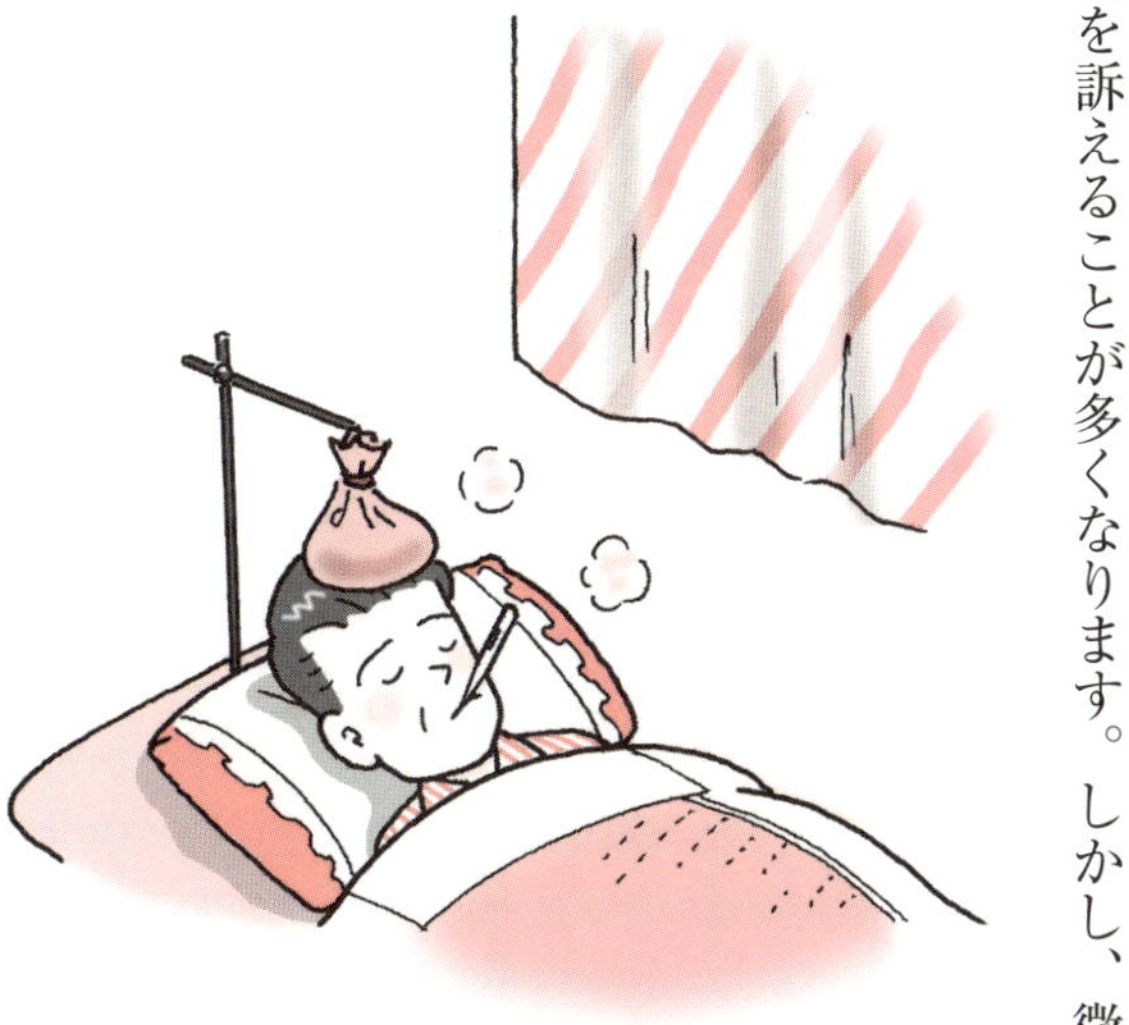

体温は腋の下で測るのが一般的ですが、ときに口のなかや直腸でも測ります。口のなかでは約0・3度、直腸では約1度高いことも知っておいてください。

微熱と同時に、患者さんは「疲れやすい（易《い》疲労感）」、「からだがだるい（全身倦怠感）」などを訴えることが多くなります。しかし、微熱はあるものの、見た目には元気で重症にはみえないのがふつうです。感染症の場合であれば、ぐったりしますし、しかも熱が続くといかにも重症だと感じます。膠原病の発熱は午前中に出ることが少なくありません。これに対して、細菌感染の場合は午後から夕方にかけて発熱するのがふつうです。

膠原病では「さむけ（悪寒《おかん》）」を伴うことはありますが、「ふるえ（戦慄《せんりつ》）」を伴うことはほとんどありません。これは、熱とともに「ふるえ」が出る細菌感染とは対照的です。

膠原病でも、ときに高い熱が出ることがあります。38度以上の原因不明の発熱が3週間以上持続する場合、医学的にこれを不明熱とよびます。

不明熱の三大原因は、感染症、悪性腫瘍、そして膠原病です。もっとも多いのが感染症、次いで悪性腫瘍、そして膠原病の順になっています。

したがって、膠原病の診断をするためには、感染症と悪性腫瘍の可能性を否定することから始めます。

食欲低下・体重減少

膠原病がさらに経過すると食欲が低下し、体重が減ることもあります。

なんとなく食欲がない、体重が月に1キログラム以上も減り続ける——といった症状が出たら要注意です。

ただし、ほかの病気の可能性もあります。感染症や悪性腫瘍はもちろんですが、甲状腺機能亢進症（バセドウ病）などのホルモンの病気や、自律神経失調症、神経性食欲不振症などの神経の病気などでも食欲低下や体重減少などの症状が現れます。

このような症状が続くときは、一人で悩まずに、まずはお医者さんに相談してください。

関節痛・関節炎・腱鞘炎

膠原病では、患者さんはよく「ふしぶしが痛い」と訴えます。膠原病がリウマチ性疾患に分類されるゆえんです。

関節痛とは患者さんが訴える自覚症状です。実は、痛みをおこしている場所は関節の場合もありますし、筋肉や腱だったりする場合もあるのです。

これに対して関節炎は、関節が痛むだけではなく、腫《は》れるのが特徴です。急性期には関節が熱をもち、赤く腫れあがることもあります。慢性期には、関節は腫れていても、熱をもったり赤くなったりすることはありません。

とくに関節リウマチ（RA）の場合には、関節痛のみならず関節炎がおこり、その関節炎は多発性、対称性であるのが特徴です。また、関節炎はあちこちに移る（移動性）のも特徴です。

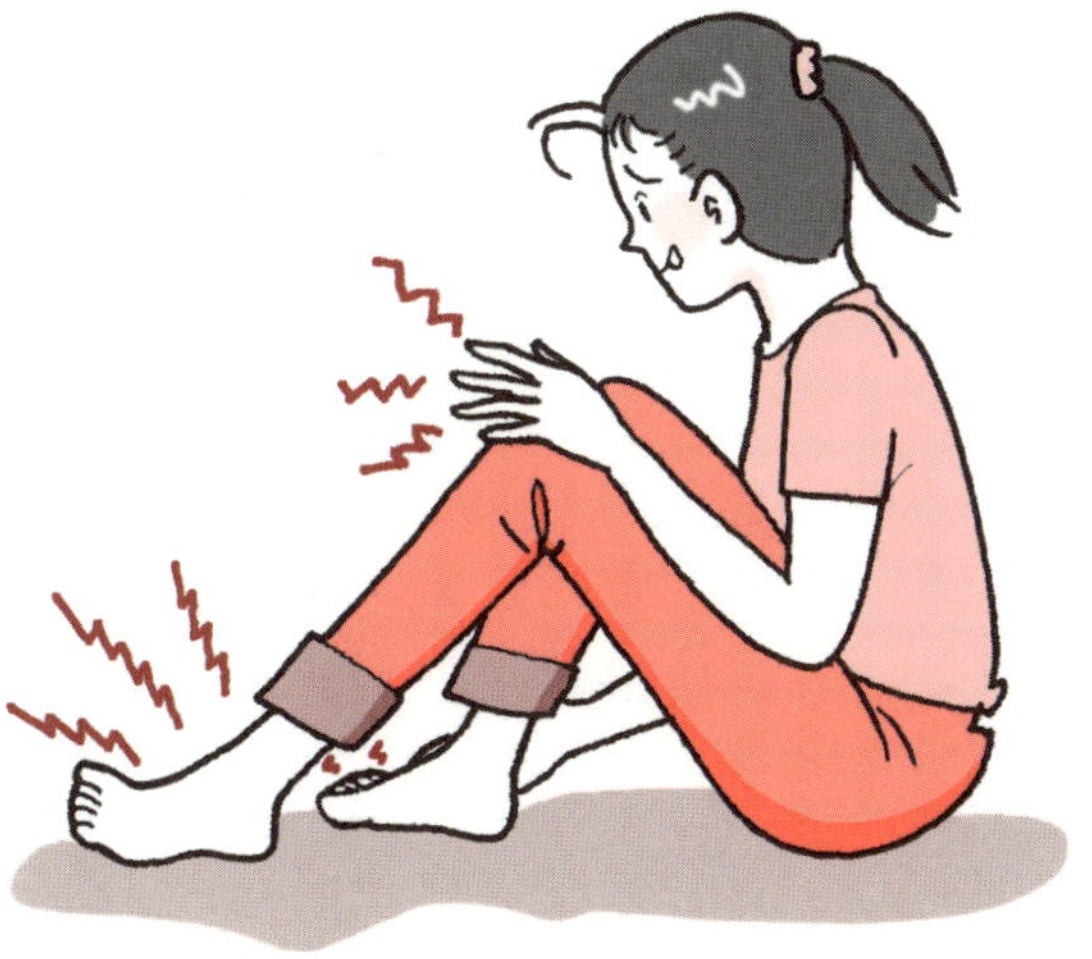

　そして、患者さんは関節炎とともに「からだのこわばり」を訴えます。この「こわばり」は朝の起きぬけに強いため、「朝のこわばり」ともよばれています。
　「手がこわばる」、「指が曲がりにくい」などの症状がある場合には腱鞘炎《けんしょうえん》がおこっている場合もあります。腱とは骨に筋肉が付着する部分です。腱を包んでいるのが腱鞘ですが、ここに炎症がおこると腱鞘が腫れるために、腱の動きがスムーズにいかなくなります。このため、「指が曲がりにくい」、「強く曲げると、突然ぱちんと曲がる（ばね指）」などの症状をおこします。
　腱鞘炎がおこると、その部分の腱を押すと痛みがあったり、腫れたりしているのですぐに診断することができます。膠原病で腱鞘炎をもっともおこしやすい部位は手のひら、手首、ひじなどです。

筋肉痛・筋力低下

　膠原病では筋肉が痛むこともあります。

　とくに多発性筋炎／皮膚筋炎（ＰＭ／ＤＭ）では、筋肉をつかむと痛みを訴えたり（把握痛）、筋肉を使うとある特定の部分に痛みを訴えたり

（運動痛）することがあります。

また、お年寄に多いリウマチ性多発筋痛症（PMR）では、全身の強いこわばりと筋肉の痛みを訴え、動けなくなることすらあります。

筋肉の炎症が長く続くと、筋肉の組織が壊れるために筋力が落ちてきます。多発性筋炎／皮膚筋炎では体幹に近い部分の筋肉が傷つくので、「布団が持ち上げにくい」とか「トイレでしゃがむと立ち上がりにくい」などの症状が出てきます。

発疹

発疹も膠原病でよくみられる症状です。ただし、かゆみがないのが特徴です。

じんま疹、かぶれ、虫さされなどでも発疹が出ますが、これらの場合はすべてかゆみを伴います。しかし、膠原病による発疹は痛くもかゆくもありません。

また、その発疹に触ってみると皮膚に根をはった硬さがあるのが特徴です。

ただし、膠原病の種類によって、発疹が出る場所や発疹の状態は、それぞれ異なります。詳細はそれぞれの病気の項（第4章参照）で確認してください。

貧血

貧血とは、医学的に血液中の赤血球や血色素が減少している状態です。その場合には、結膜の色が白っぽくなってきます。まぶたの内側の結膜をみてみるとわかります。

一般にいわれる脳貧血は、起立性低血圧のことです。立ち上がったときに血圧が低くなってめまいがしたり、あるいは倒れてしまう状態です。これは血液中の赤血球や血色素の量が少ないためにおこるものではなく、血圧が下がるために脳に行く血流が減少しておこるもので、貧血とは異なります。

貧血が続くと、「疲れやすい」、「だるい」、「運動すると息がきれる」などの症状が現れます。

ただし、膠原病でみられる貧血はあまり強くないことが多く、単なる疲れや自律神経失調症と間違えられていることも少なくありません。

リンパ腺の腫れ

膠原病では、あごの下、くび、腋の下、そけい部などのリンパ腺が腫れる場合があります。腫れに触ると、柔らかく、痛みがないのが特徴です。腫れもあまり大きくありません。

これに対して感染症では、感染を受けたすぐそばのリンパ腺が大きく腫れ、しかも触ると痛みがあるのが特徴です。

また、悪性腫瘍の場合には、触っても痛みはありませんが、その腫れはごつごつして硬いという特徴があります。

レイノー現象

レイノー現象とは、指が突然白くなったり、紫色になったりする現象です。寒さや冷たさに反応して発作的におこるのが特徴です。

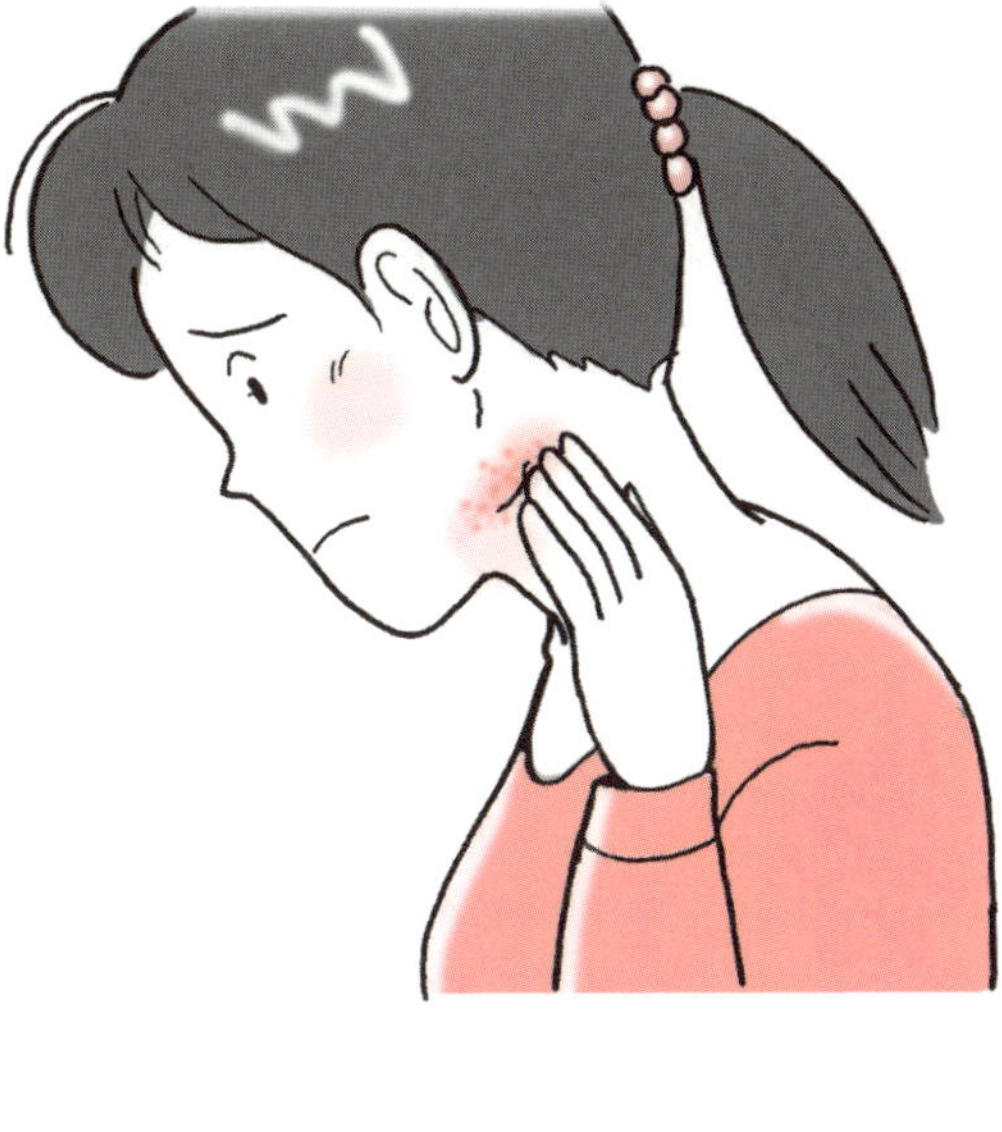

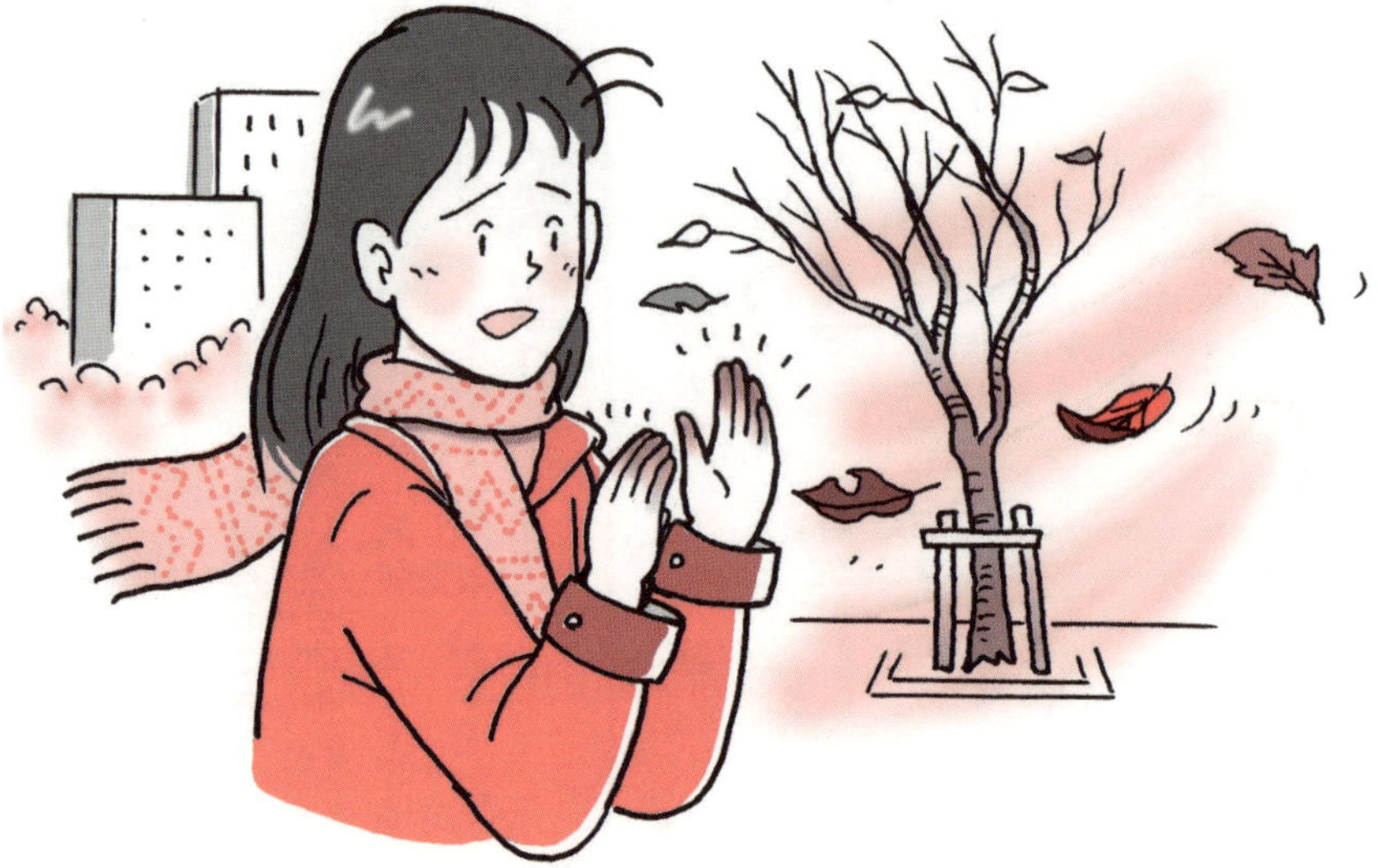

指先や皮膚は寒くなれば血管は収縮し、暖かければ拡張するのが健康な状態です。また、指先や皮膚の血流は自律神経によっても調節されているので、交感神経が緊張すると血管は収縮し、副交感神経が緊張すると拡張するのです。

膠原病の患者さんには、この反応が強くおこることがあります。ちょっとした温度の変化で血管がけいれんをおこし、収縮してしまいます。ですから、レイノー現象は寒い日におこりやすいのです。また、精神的ストレスでもおこります。怖い先生や嫌いな先生が回診に来たら、ストレスのあまり患者さんがレイノー現象をおこしてしまったという、笑えない本当の話があります。

レイノー現象がおこると、皮膚の色が変わります。どの血管に変化がおきたかによって色は異なるのです。

たとえば、細い動脈が収縮したときには白くなります。細い静脈が収縮したときには紫に変化します。そして、レイノー現象がおこった後は、急激に血液を供給しようとして、反応性の充血がおこり、指先は赤くなります。

レイノー現象がよくみられるのは強皮症（ＳＳｃ）と混合性結合組織病（ＭＣＴＤ）ですが、関節リウマチ（ＲＡ）や全身性エリテマトーデス（ＳＬＥ）などのほかの膠原病でもみられることがあります。

また、とくにレイノー現象をおこす原因が特定できない、いわゆる原発性レイノー症候群とよばれる場合もあります。

レイノー現象は膠原病の最初の症状としてみられることが多いため、この症状が出たら専門医に受診することをおすすめします。

4章

膠原病の症状と診断・治療

この章では、膠原病に属するさまざまな病気ごとに、その病気の特徴、症状、診断のための検査、治療法、日常管理、予後などについて説明します。本書のハイライトともいえる章ですので、ページを多めに割いて解説します。

1 全身性エリテマトーデス（ＳＬＥ）

ＳＬＥとはどんな病気なのか

全身性エリテマトーデスは、英語の病名Systemic Lupus Erythematosus の頭文字を取ってＳＬＥともよばれています。全身の臓器に病気がおこりうるために「全身性」という言葉がついているのです。

ＳＬＥは、蝶の形をした発疹が頬にできるのが特徴です。この発疹の様子がちょうど狼が噛んだ傷と似ているために、昔は全身性紅斑性狼《ろう》瘡《そう》とよばれていました。ちなみに、Lupus（＝ループス）とはラテン語で狼のことです。

これに対して、皮膚だけに円板状の紅斑がみられる場合は円板状ループス、俗にＤＬＥとよばれています。また、薬剤が原因でＳＬＥ様の病態をおこすものを薬剤起因性ループスといいます。この二つは、ＳＬＥとは違う病態であるため、ＳＬＥとは区別しています。

ＳＬＥは慢性の経過をたどる炎症性の病気で、症状はよくなったり悪くなったりを繰り返すのが特徴です。しかし、治療がうまくいくと、症状がなくなる、いわゆる寛解《かんかい》という状態に入り

「長期寛解」を得るために

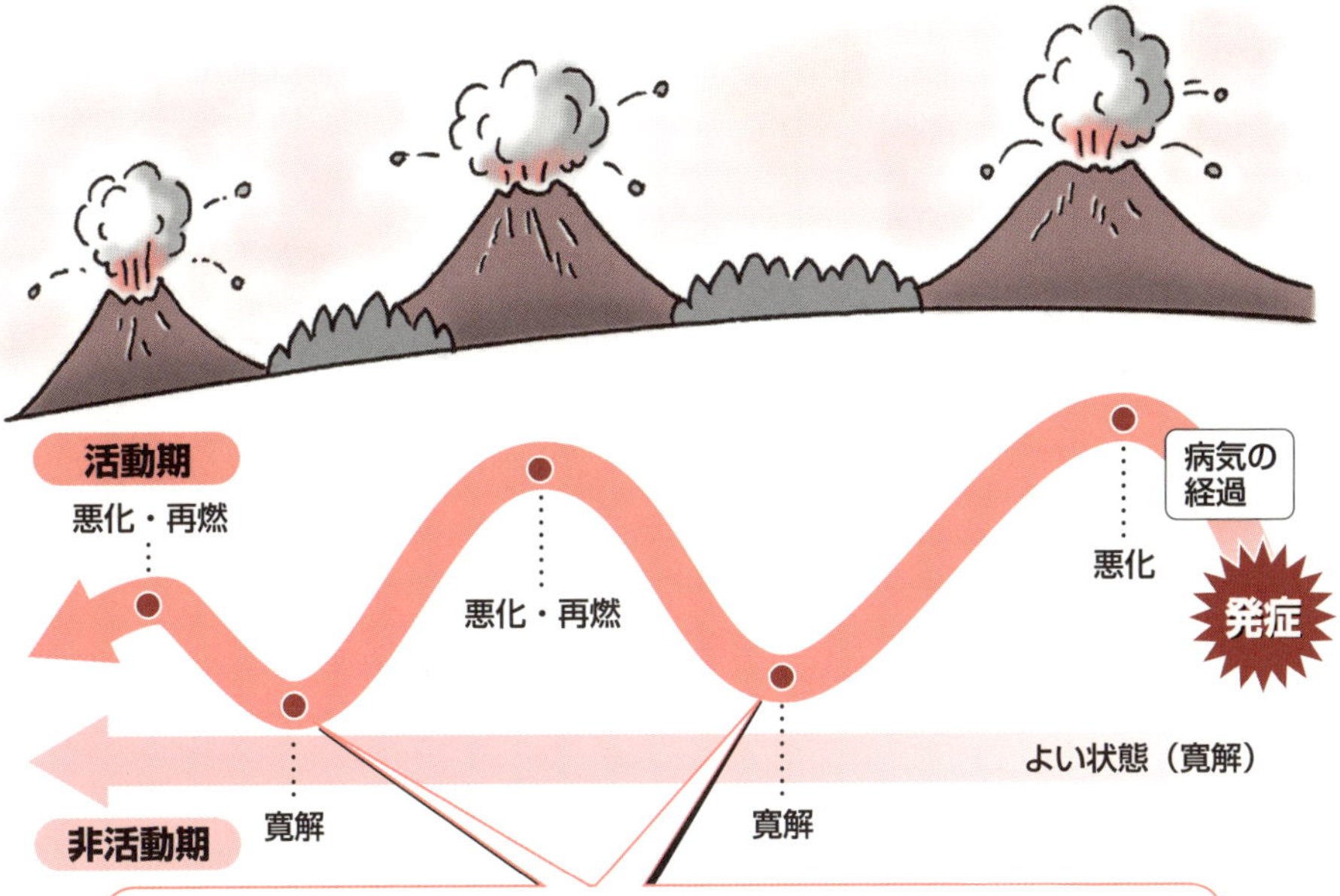

寛解はできるだけ長く維持をすることが大切です。万が一、再燃した場合には、できるだけ早く寛解状態に戻すことが重要です。そのために必要な治療法は、薬物療法が中心になります。
また、病気を悪化させるような誘因（日光暴露など）は、避けるほうがよいでしょう。

ます。

完全に症状がなくなり、しかも検査所見も正常化した状態が完全寛解、症状はなくなったけれど、検査所見が完全には正常化していない状態を部分寛解といいます。

ただし、いったん完全寛解になってもその後の治療が不十分だったり、あるいは患者さんが薬をのみ忘れたり、生活態度が乱れたりすると、症状の再発がおこることがあります。このような状態を再燃《さいねん》といいます。

また、病気を火山に例えて、活動期と非活動期に分けることもできます。

ときには桜島のように噴火

を繰り返したり（＝活動期）、あるいは富士山のように休火山の状態になったり（＝非活動期）することもあるのです。

ただし、なかなか死火山の状態にはならないのがＳＬＥの特徴であり、この病気の難しいところです。

ＳＬＥの頻度

わが国で、ＳＬＥとして指定難病の申請をしている人は５～６万人います。膠原病のなかでは関節リウマチに次いで多い病気といえます。

ＳＬＥにはどんな人がなるのか

ＳＬＥで圧倒的に多いのは若い女性です。男女比は１対20前後といわれています。

発病年齢は20～40歳がいちばん多く、とくに20歳代が全体の40％を占めています。10歳代と30歳代がこれに次いで多く、それぞれ25％程度といわれています。したがって、ＳＬＥは高齢者には少なく、若い人が大半を占めているといえます。


ＳＬＥは有色人種に多いといわれています。しかし、世界中のどこにでも患者さんはみられますし、日本でも地域差などはとくにみられません。また、輸血によって病気がおこったという報告も、夫婦間で病気がうつったという報告もありません。

ただ、はっきりしているのは、ひどい日焼けをした後にＳＬＥを発症したり悪化したりするということです。紫外線は皮膚に炎症をおこし、炎症によって壊れた細胞のなかからDNAが大量に流れ出すために、からだの免疫機構が反応して抗体（抗DNA抗体）をつくることが原因と考えられています。

出産をきっかけに悪くなることもあります。妊娠と出産は女性ホルモンが必要不可欠なプロセスですが、SLEが若い女性に多いことを考えあわせると、女性ホルモンが多いことも病気を悪くするのに関係しているのかもしれません。

SLEの原因

SLEの原因は、まだほとんどわかっていません。わかっているのは、その病因には、遺伝、免疫、ホルモン、環境要因などが複雑に関与しているということです。これについてはすでに第2章で説明しました。

ここでは、SLEはなぜ臓器に病変をおこす

● SLEの臓器障害のメカニズム

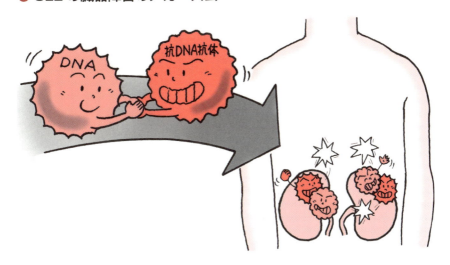

のかについて説明します。

SLEにおける臓器障害は、DNAと抗DNA抗体の結合物（＝免疫複合体）が組織沈着するためにおこります。

DNAとはデオキシリボ核酸のことで、細胞のなかにある核に存在します。すなわち、遺伝子そのものがDNAです。

したがって、DNAは自己抗原ということになります。原因はわかりませんが、SLEにかかった人は、自分のからだの成分であるDNAに対して抗体を大量につくってしまいます。それがおこる原因はわかっていません。

DNAに対する抗体ができると、抗原であるDNAと結合して免疫複合体とよばれる物質になります。免疫複合体ができても、少量のときはからだのなかの肝臓や脾臓でこれらの物質は処理されます。

しかし、免疫複合体が大量にできた場合には、もはやからだはこれを処理しきれず、免疫複合体は血液のなかを循環することになります。すると、免疫複合体はからだのなかのさまざまな臓器に沈着してしまいます。

沈着しやすい組織としては、豊富な血管をもつ腎臓や脳などの臓器があげられます。免疫複合体が組織に沈着すると、そこに血液中にある補体《ほたい》とよばれる物質が動員され、その場所で激しい炎症が始まります。このため、SLEは免疫複合体病とか、免疫複合体沈着病とよばれることがあります。

腎臓でこの反応がおこるとループス腎炎とよばれる状態になりますし、脳でおこると中枢神経ループスになります。

胸膜や腹膜でおこったときには、炎症をおこした血管から水分がしみ出すことにより、そこに体液がたまります。これが胸膜炎とか、腹膜炎とよばれる病態です。

なお、この反応が広汎におこる場合には、漿《しょう》膜炎《まくえん》とよばれます。

SLEではどんな症状が出るのか

SLEの症状は、全身症状と局所症状の二つに大別されます。

全身症状

SLEが発症すると、「からだがだるい(=全身倦怠感)」、「疲れやすい(=易疲《い》労感)」、「熱っぽい(=発熱)」などの症状が出ます。

熱は微熱のことがふつうですが、まれに高熱が出ることもあります。

局所症状

皮膚・粘膜症状

SLEでは皮膚や粘膜に症状が出ることがありますが、これは病気が活動期の状態にあるときです。この場合には、ためらわずに専門医に受診してください。

専門医が見れば検査などしなくても、その場ですぐにSLEの診断がついてしまうことさえあります。

＊蝶型紅斑

両側の頬に蝶《ちょう》型《けい》紅《こう》斑《はん》とよばれる発疹が出る

● 全身性エリテマトーデス（SLE）にみられる症状 ●

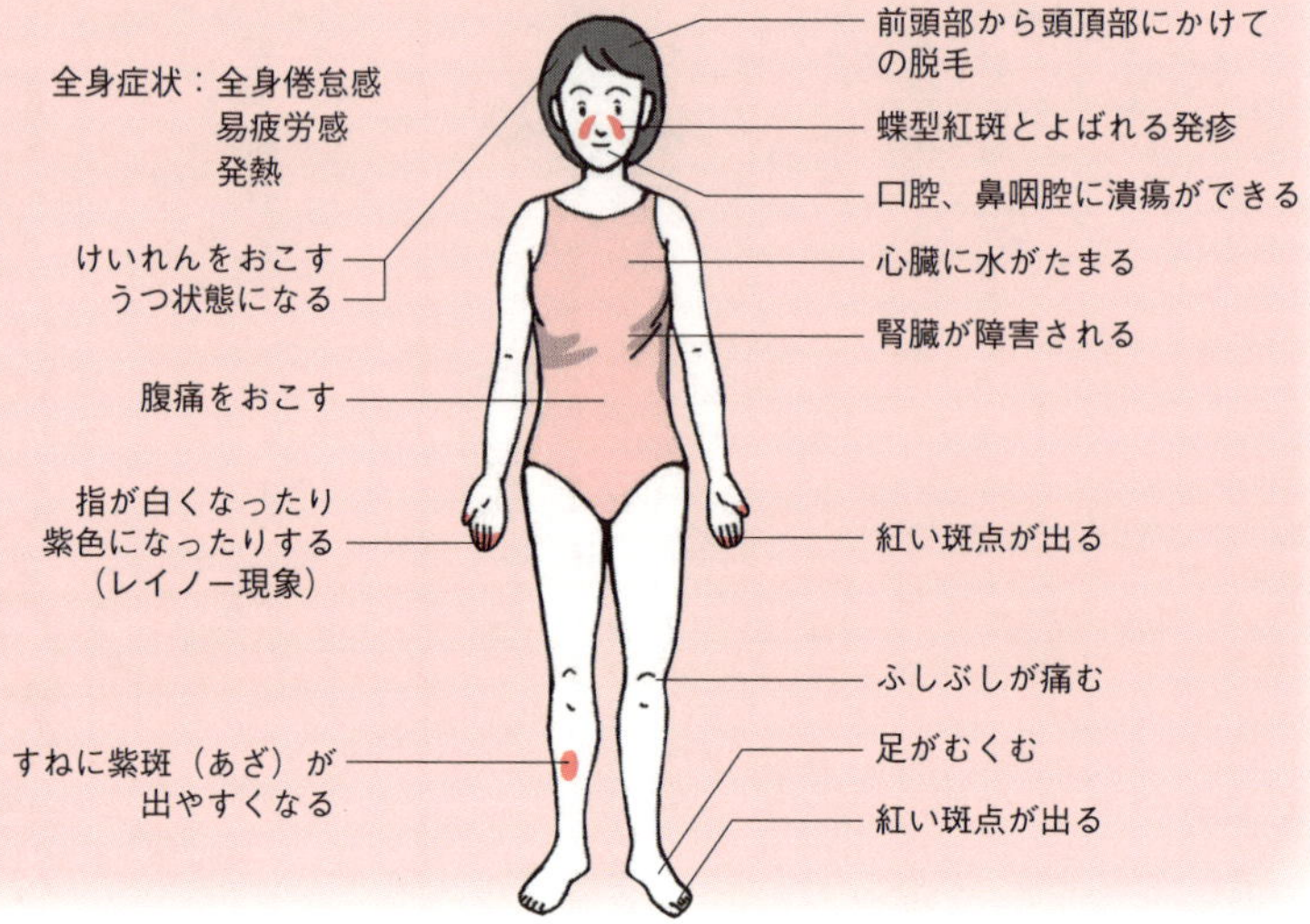

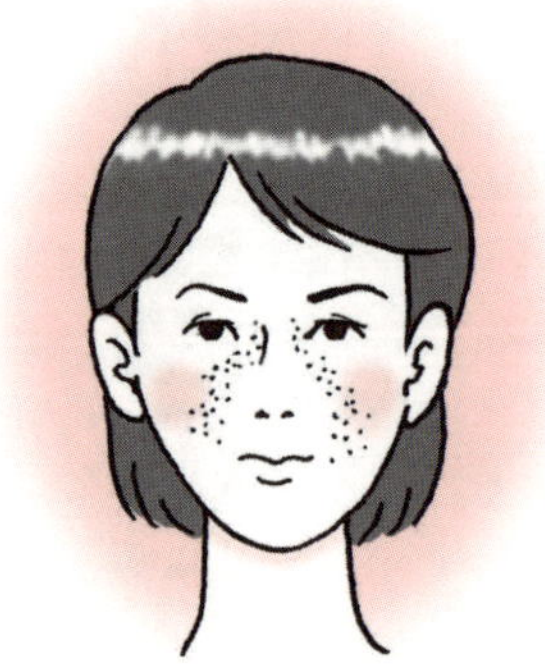

のが特徴で、それがちょうど蝶が羽を開いたような形をとるところから、この名前がつけられました。

この発疹は、蝶の胴体にあたる部分が鼻すじにかかり、しかも日光にあたるとひどくなります。また、髪の生え際や耳たぶに出ることもあります。発疹の色は赤っぽく、かゆみはありません。まわりの皮膚からは、やや盛り上がっているために境界が明瞭で、触ると少し硬く感じます。

皮膚の小片を切りとって生検を行うと、表皮と真皮との間に、抗体であるIgG（免疫グロブリンG）とよばれる物質が沈着しているのが特徴です。

＊ディスコイド疹

ディスコイド疹は顔面、頭部、耳介、関節の後ろ側などによくみられますが、やはりかゆみを伴わないのが特徴です。はじめは紅斑ですが、やがて硬くなって角化し、瘢痕《はんこん》や萎縮を残す傾向があります。

＊凍瘡様皮疹

手の指にしもやけのような発疹が出ることもあります。これは凍瘡様皮疹《とうそうようひしん》とよばれています。冬でもない時期に、かゆくもないのにしもやけのような発疹ができたときは、要注意です。

＊脱　毛

発疹の次に多いのが頭部の脱毛です。ひどい場合には誰が見てもわかりますが、ごく軽い場合には「枕に髪の毛がつくことが多くなった」と感じる程度のこともあります。

前頭部から頭頂部にかけて抜けることが多いのですが、ときとして地肌が赤く見えるほど抜けてしまうこともあります。これは毛根の血管に炎症がおこるためです。進行すると、髪の毛がとうもろこしの毛のように色が変わってちりちりになってきます。

＊口腔潰瘍

口腔、鼻咽腔に潰瘍が出ることがあります。これは痛みを伴わないために、専門医の診察で初めて見つかるのがほとんどです。

＊レイノー現象

ＳＬＥでもレイノー現象が出ることがあります（49頁参照）。季節の変わり目など、温度差が激しいときに出やすい傾向があります。

筋・関節症状

急性期には、多発性の筋肉痛や関節痛がみられます。関節炎がみられることもありますが、関節リウマチ（RA）と違うのは骨破壊を伴わない点です。

腎症状

足や顔のむくみが初発症状です。はじめは「足首に靴下の痕がつくようになった」などと感じているうちに、やがてすねの部分を指で押すとへこむようになります。

さらに進行すると、顔や全身がむくみ、体重が増え、そのうちに高血圧も出現することになります。

腎臓は一種のろ過装置です。フィルターの役目をしているのが糸球体《しきゅうたい》です。

SLEではこの糸球体に免疫複合体が沈着するために、約半数例で腎炎（ループス腎炎）がみられます。最初のうちは、尿のなかにタンパクがみられるようになります。このようなときは、足や顔のむくみがみられることが多くなります。放置すると、やがて高血圧がみられるようになったり、あるいは老廃物を尿中に排泄することができなくなる腎不全という重篤な状態となったりします。

したがって、すべての症状がそろってしまう前に、早期に診断をつけ、適切な治療を開始することが重要です。

神経症状

免疫複合体が脳に沈着すると、けいれんやうつ状態などの中枢神経症状を呈するようになりますが、その場合は重症です（中枢神経ループス）。

このほかにも、「自分の名前や住所がわからない」という失見当識や妄想などの症状が出ることがあります。

さらには、脳出血、脳梗塞、髄膜炎、脳炎などがみられることもあります。

いずれもすぐに治療が必要です。

心血管症状

心臓を取り巻く心膜に炎症をおこした状態が心外膜炎です。この場合は、心臓のまわりに水がたまり、心臓を圧迫することがあります（＝心《しん》タンポナーデ）。また、心臓の筋肉に炎症をおこす（＝心筋炎）と、頻脈、不整脈などが出現します。

抗リン脂質抗体という特殊な抗体がある場合には、血栓ができることによって血管が詰まることがあります。このために、血栓性静脈炎や肺梗塞などを繰り返すこともあります。

血栓性静脈炎では、足の深部の静脈におこることが多く、片足が腫れあがります。

肺梗塞では、急激に起これば胸の痛みを感じますが、ゆっくりとおこった場合には、息切れが代表的な症状です。このほか、脳梗塞や心筋梗塞をおこすこともありますし、お腹の血管が詰まる腸間膜動脈塞栓症がみられることもあります。

肺症状

胸膜炎は急性期によくみられます。このほか、間質性肺炎、肺胞出血、肺高血圧症などはまれにおこる病態ですが、いったんおこるときわめて重症になります。

消化器症状

おなかの血管に炎症がおこると、腹痛がおこります。まれに腹水がたまる腹膜炎をおこすこともあります。

血液症状

貧血がよくみられます。とくに赤血球に対する抗体ができると、溶血性貧血とよばれる状態になります。血小板が減ることもあり、その減少がひどい場合には出血しやすくなります。この場合、歯茎から出血したり、すねに紫斑（あざ）ができたりします。

SLEの診断

SLEの診断はひとつの症状や検査所見の異常だけで行うものではありません。診断にはアメリカリウマチ学会が作成した分類基準（65頁参照）が用いられます。

この基準は11項目からなり、このうちの4項目以上にあてはまれば、SLEである可能性が高くなります。

ただし、この分類基準はもともと疫学調査などの目的につくられたものですので、機械的に項目をあてはめて診断するのは、正しい方法とはいえません。

SLEの診断は、あくまでも専門医が総合的な観点から行うものです。

SLEの診断のための検査

SLEの分類基準のなかで、3項目が検査に関するものです。とくに、抗核抗体とよばれる検査は陽性であることが原則です。

この抗体は細胞のなかの核成分に対する自己抗体ですが、膠原病一般で広くみられるものです。とくにSLEでは、ほぼ全例でこの抗体が陽性になります。

抗DNA抗体のなかでも二本鎖DNAに対す

●全身性エリテマトーデス（SLE）の分類基準（1997 改訂）

（下記項目の4項目以上を満たす場合、SLEと診断する）

① 頬部紅斑
② 円板状紅斑
③ 光線過敏症
④ 口腔内潰瘍（無痛性で口腔あるいは鼻咽腔に出現）
⑤ 関節炎（2関節以上で非破壊性かつ末梢性）
⑥ 漿膜炎（胸膜炎あるいは心膜炎）
⑦ 腎病変（0.5g/日以上の持続的タンパク尿か細胞性円柱の出現）
⑧ 神経学的異常（けいれん発作あるいは精神障害）
⑨ 血液学的異常（溶血性貧血または4000/㎣以下の白血球減少または1500/㎣以下のリンパ球減少または10万/㎣以下の血小板減少）
⑩ 免疫学的異常（抗二本鎖DNA抗体高値または抗Sm抗体陽性または抗カルジオリピン抗体／ループスアンチコアグラント／梅毒反応偽陽性）
⑪ 抗核抗体陽性

る抗体が出現するのがＳＬＥの特徴です。

ＤＮＡはもともと二重らせん構造をしており、２本の鎖からできています。通常は、この二本鎖ＤＮＡに対する抗体はできませんが、ＳＬＥでは活動期に一致して高値を示します。

このほか、ＳＬＥの診断をつけるためや、臓器病変の有無をみるためにさまざまな検査が行われます。

血液検査では赤血球、白血球、血小板の数を調べます。ＳＬＥではいずれの成分も減少する可能性があるからです。

尿検査では、尿中のタンパクの量や細胞成分（＝尿沈渣）を調べます。尿検査は腎炎の有無をみるために必要な検査です。

胸部X線写真、心電図なども必ず行われる検査です。必要に応じて、超音波検査、胸部CT検査、脳では髄液検査、CT検査などに加えてMRI検査、脳血流シンチグラフィー（SPECT検査）などが行われます。

SLEの活動性をみる検査

SLEの活動性がどの程度なのかをみるには血清学的検査が行われます。

とくに、抗DNA抗体はSLEの活動期に一致して上昇しますが、なかでも抗二本鎖DNA抗体はSLEの活動性をよく反映します。

一方、血液のなかの補体は、免疫反応で消費されるために減少します。補体の検査法には血清補体価（CH50）とC3、C4測定がありますが、いずれも活動期に一致して減少します。

血液中の免疫複合体も活動期に一致して増加します。また、活動期には、白血球、赤血球、血小板などの血液成分が減ることも珍しくありません。

腎生検とは、超音波検査で腎臓の位置を確認しながら、からだの表面から腎臓に針を刺して組織を取り、採取した組織を顕微鏡で検査する方法です。この組織をみることによって、腎炎の程度や活動性の程度を知ることができるのです。

この情報をもとにして、ステロイドの投与量を決めたり、あるいはステロイド治療の有効性を予知することができます。

ただし、むくみがあったり、出血しやすい患者さんには腎生検は行いません。この検査は、患者さんに検査の必要性を説明し、文書で同意取得ができた場合にかぎって行います。

SLEの治療

SLEの治療の基本は、副腎皮質ステロイド（以下、ステロイドと略）による薬物治療です。ただし、長期投与はさまざまな副作用を引きおこすため、患者さんの症状にあわせて、必要最小限の薬物投与を行うのが原則です。また、なおりにくい病態に対しては、免疫抑制薬が併用されます。

一般に、活動期で臓器障害のある場合には、入院して治療します。治療によって寛解に導入できれば、外来であとの治療を継続します。とくにステロイドを少しずつ減らす（漸減）のは外来でやります。

ごく軽症の場合には、外来のみで治療をすることもあります。

ステロイドや免疫抑制薬に関する細かい説明は第5章を参照してください。

対症療法

病変が皮膚・粘膜や関節にかぎられている場合には、その部位に対症療法が行われます。

皮疹に対してはステロイドの外用薬が、関節痛・関節炎には非ステロイド系抗炎症薬の内服がそれぞれ用いられます。

ステロイド療法

軽症の場合

ＳＬＥの症状が軽症であっても、対症療法でなかなかよくならない場合には、少量のステロイド（プレドニゾロン換算で20㎎／日以下）が用いられます。

中等症の場合

38度以上の発熱、胸膜炎、心膜炎などを伴う中等症の場合には、中等量のステロイド（プレドニゾロン換算で30～40㎎／日前後）が用いられます。

重症の場合

精神神経症状、溶血性貧血、出血傾向を伴う血小板減少症、急性間質性肺炎、全身性血管炎などを伴う重症の場合には、大量のステロイド（プレドニゾロン換算で50～60㎎／日）が用いられます。

ループス腎炎がある場合

ループス腎炎がある場合には、腎臓の生検結果に示される組織型（次頁表参照）に基づいて、ステロイドの投与量が決定されます。

すなわち、ＷＨＯ（世界保健機関）による分類のⅠ、Ⅱ型では比較的少量の、Ⅲ型では中等量の、Ⅳ型では大量のステロイドが、Ⅴ型では中等量ないし大量のステロイドがそれぞれ用いられます。

また、抗リン脂質抗体症候群の場合には、大量のステロイド投与で血栓症を誘発する可能性があります。そのため、血小板機能を抑制するアスピリンの少量投与、あるいは抗凝固薬であるワルファリンの併用が行われます。

これらの治療で、十分に効果が得られない場合、あるいは早急にステロイドの効果発現を期

●ループス腎炎の組織所見と腎症状

① Ⅰ型：微少メサンギウムループス腎炎

② Ⅱ型：メサンギウム増殖性ループス腎炎

尿所見は正常、あるいは軽度のタンパク尿、血尿が出没する。

③ Ⅲ型：巣状ループス腎炎

タンパク尿、軽度の血尿を認めるが、ネフローゼ症候群はまれである。腎機能は正常か軽度低下しており、腎不全に移行することは少ない。

④ Ⅳ型：びまん性ループス腎炎

中等度のタンパク尿からネフローゼ症候群のものが多く、尿沈査で赤血球、円柱（127頁参照）などを認める。抗DNA抗体高値、低補体血症を伴う。腎機能障害を伴うことが多く、腎不全に移行することが多い。

⑤ Ⅴ型：膜性ループス腎炎

中等度以上のタンパク尿を認め、初期あるいは経過中にネフローゼ症候群を呈する。血尿、円柱尿も認める。抗DNA抗体高値、低補体血症を認めることは少ない。腎機能障害はないか軽度であり、腎不全に移行することも少なくない。

⑥ Ⅵ型：進行した硬化性ループス腎炎

慢性腎不全を伴う。

待する場合には、ステロイド・パルス療法（179頁参照）が行われます。

免疫抑制療法

ステロイドが無効、あるいは重篤な副作用をおこしたために使用できない場合には、免疫抑制薬が用いられます。

免疫抑制薬には、シクロホスファミド（エンドキサン）、アザチオプリン（イムラン、アザニン）、ミゾリビン（ブレディニン）、シクロスポリン（ネオーラル）、タクロリムス（プログラフ）、ミコフェノール酸モフェチル（セルセプト）などがあります。最近では、リツキシマブ（リツキサン）も保険適用外ですが、用いられることがあります。なお、一般薬剤名に続く（ ）内は商品名です（以下同様）。

コ・ラ・ム

SLEにおけるステロイドののみ方

ステロイドの初期量は、最低4週間は継続して使用するのがふつうです。場合によっては、それが6週間に延びることもあります。症状が消失し、検査所見が改善してきたことが確認できると、ステロイドを2～4週ごとに5～10%ずつ減量していきます。

維持量は15 mg/日以下ですが、副作用防止の観点から、なるべく10 mg/日以下が望ましいとされています。

ステロイドののみ方は、初期量投与中は原則として3回に分けます。ですから、6錠であれば、朝、昼、夕に各2錠ずつのみます。

減量が始まると、副腎皮質ステロイドホルモンの生理的変動にあわせて、まずは昼～夕の薬を減らしていき、そして1日の投与量が15～20 mgになった時点で、朝1回投与とするのがふつうです。

ループス腎炎などの難治性病態に対しては、シクロホスファミド間欠大量点滴療法（エンドキサン・パルス療法）（181頁参照）が行われます。この方法はステロイドが効きにくい例に効果があります。

ただし、注意すべき副作用として、人によって感染症がおこりやすくなることがあげられます。また、女性では卵巣機能を低下させるため、不妊症になる可能性がある点が大きな問題となっています。

ミゾリビンは効果も他剤と比べて劣るので、重篤な病態に対しては用いられません。おもに膜性腎症タイプのループス腎炎に対して用いられます。

タクロリムス（プログラフ）はループス腎炎の再発防止に使うことができます。ステロイドの効果が不十分で、どうしてもステロイドが一定量以下に減量できないようなループス腎炎が適応となります。タクロリムスをステロイドと併用することで、ループス腎炎が改善するばかりか、ステロイドの使用量を減らす効果があることがわかっています。

タクロリムスは、もともと臓器移植の際にみられる拒絶反応を抑える目的で開発された薬ですが、その高い有効性から、今後、ループス腎炎のみならず多くの膠原病で使われることが期待されています。

セルセプト（ミコフェノール酸モフェチル）が、ループス腎炎に対して2015年7月から保険で使えるようになりました。エンドキサンやタクロリムスが使えない場合、これまでは困りましたが、この薬の登場で少し楽になりました。ただし、妊婦または妊娠の可能性のある人には使えません。

その他の療法

治療しているにもかかわらず腎不全が進行するときには、血液透析や腹膜透析などの血液浄化療法が行われます。

また、なかなか治療効果が出ない場合には血漿交換療法が行われることもあります。

SLEと妊娠・出産

妊娠と出産は、女性にとって人生のなかで大きなイベントのひとつです。SLEと妊娠との関係は、SLEが妊娠・出産に与える影響と、逆に妊娠・出産がSLEに与える影響の両方向から考える必要があります。

このことを知らずに妊娠してしまい、後からSLEの再発に悩んだり、人工流産をしなくてはならなくなったりする例をみることがあります。ぜひ、事前にこうした知識を知っておいていただきたいと思います。

SLEが妊娠・分娩に与える影響

SLEの患者さんが妊娠する能力は、健康な人と変わりありません。

ただし、SLEの患者さんに、流産や早産が多いのは事実です。とくに病気の活動性が十分にコントロールされていない場合には、なおさらです。

また、抗リン脂質抗体という特殊な抗体をもっている人では、胎盤の血管に血栓がつまるために流産を繰り返す（習慣性流産）場合があります。


未熟児で生まれる確率や、胎児死亡、新生児仮死、胎児の発育遅延などの確率も通常よりは高くなります。

したがって、SLEの患者さんが妊娠を希望する場合には、夫やご家族と相談するだけではなく、主治医ともよく相談をしてほしいと思います。

妊娠をするときは、まず次の五つの条件を満たすことが必要です。

①過去1年間にわたってSLEの活動性がコントロールされていること。
②腎臓、心臓、肺などの機能障害がないこと。
③高血圧ではないこと。
④ステロイドの使用量がプレドニゾロン換算で15㎎/日以下であること。
⑤免疫抑制薬を使用していないこと。

これらの五つの条件が満たされていて、患者さんの希望が強い場合には、主治医はリスクも十分に説明したうえで妊娠を許可します。そし

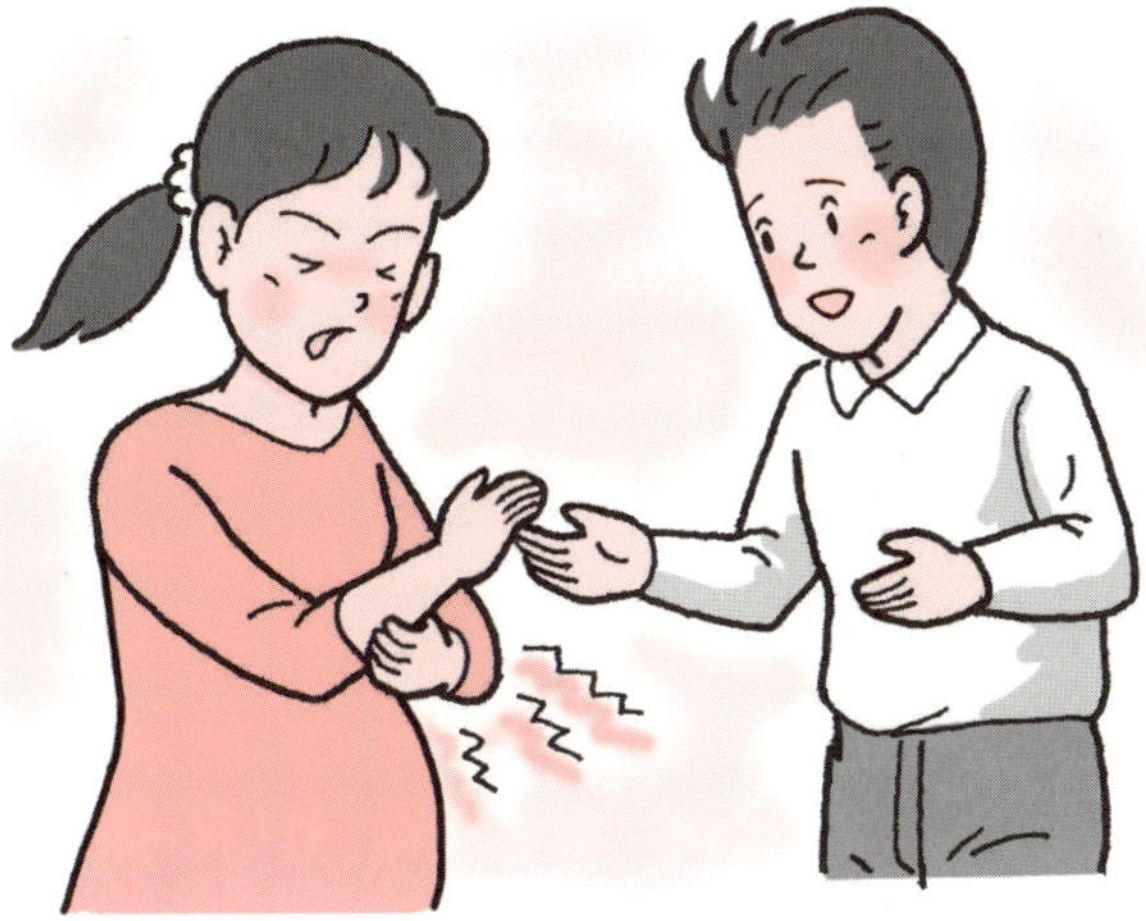

て、妊娠をした場合には、産婦人科の先生と連携プレーをとりながら外来診療を続けることになります。

これらの条件を満たしている場合には、無事に出産にまでこぎつけることが多くなってきています。

幸いにして服用量が少ない場合、ステロイド自体は赤ちゃんに大きな影響を与えないことがわかっています。しかし、免疫抑制薬は奇形をおこす危険性がありますので、妊娠を希望する場合は、もし可能であれば服薬を中止しなければなりません。服薬の中止ができないときは、妊娠は避けるべきでしょう。

その他の薬についても主治医とよく相談してください。

分娩・出産が母体と胎児に与える影響

分娩・出産をきっかけにして、ＳＬＥが再燃

抗体検査でみる妊婦の経過

妊娠を希望する人は、抗リン脂質抗体や抗SS−A抗体を調べておくことが望まれます。場合によっては、処置が必要になることもあります。

抗リン脂質抗体

胎盤の血管に血栓ができやすくなる（胎盤梗塞）。胎盤梗塞は流産や死産の原因になる。

抗SS−A抗体

母体の血液中の抗体が胎児に移入する結果、10％ほどの確率で新生児ループスが発症する。

陰性

陰性

妊娠を継続

陽性

陽性

どちらもない

どちらもない

- 流産したことがある
- 血栓症をおこしたことがある

- 抗SS−A抗体が高値
- 新生児ループスの出産歴がある

治療していても、流産してしまう可能性があります。
早産になる可能性もあるので慎重に経過をみます。

- 薬物療法（アスピリン、ヘパリン）によって血栓ができにくくする
- 血漿交換療法

抗SS−A抗体が陽性の母親から心ブロック児が生まれる確率はあまり高くはありませんが、場合によっては予防処置が必要です。

- 血漿交換療法

することがあります。そのため、わたしたち専門医は出産直後に短期間ですが、ステロイドの投与量を増やします。

次に胎児に対する影響ですが、お母さんのもっている抗体が赤ちゃんに移入されるために、一時的にＳＬＥと似た症状が出ることがあります。新生児ループスとよばれる状態です。しかし、お母さんの病状が非活動期であればそうしたことはおこりにくく、仮におこったとしても一時的で、症状もすぐに消えてしまうことが大半です。

もうひとつは、お母さんが抗ＳＳ－Ａ抗体という特殊な抗体をもっている場合です。この抗体はＳＬＥだけでなくシェーグレン症候群という病気でも出現する抗体です。この抗体の量が多い場合には、抗体が赤ちゃんの心臓に沈着して、まれに心ブロックとよばれる不整脈がおこることがあります。

妊娠を希望する場合には、この抗体の検査を受けてください。

ＳＬＥの日常管理と予後

ＳＬＥの日常管理

ＳＬＥの治療では症状がよくなると、あとは外来診療に切りかえます。このため、患者さん自身による日常管理がきわめて大切になります。

よく患者さんは症状が消えると治ったものと勘違いをしがちです。しかし、それは間違いです。SLEはあくまで薬でコントロールされているだけであり、ステロイドを勝手に減量すれば再燃してしまいます。すなわち、症状がないことと病気が治ったこととはイコールではないのです。

SLEの症状が治療で消えてしまうと、つい薬ののみ方がいい加減になる人がいます。薬は主治医の指示どおりにのむことが大切です。

SLEになると、まわりの人が親切心のあまり、「ステロイドなんて危ない薬はやめたら?」などということがあるようです。しかし、それはとても危険なことです。こういっては失礼ですが、「余計なおせっかい」なのです。もし、薬のことで不安になったら、すぐに主治医と相談してください。

薬も処方されたもの以外は、やたらにのまないことです。まわりの人が素人判断でいろいろな薬をもってくることがあります。それも「余計なおせっかい」なのです。本当に必要な薬は主治医が処方しているはずです。

民間療法で、SLEに効くものはありません。よくステロイドを勝手に中止して玄米療法や絶食療法をしたあげくに、SLEを再燃させる例をみかけますが、本当に困ったものです。

漢方薬もしかりです。漢方薬だけでSLEの治療をすることはできません。ステロイドとの併用で漢方薬を使う先生もおられますが、その有効性を科学的に実証したものはないというのが実情です。

注意しなければならないのは、ステロイドが多いと食欲を増してしまうので、思いのままに食べていると太ってしまうことです。ですから、食事の量と内容に注意する、間食はしない、などを守ってください。

それから、ステロイドによって骨粗しょう症をおこす場合があります。その予防のために、カルシウムは十分に摂取してください。なお、ビスホスフォネートとよばれる一連の薬をステ

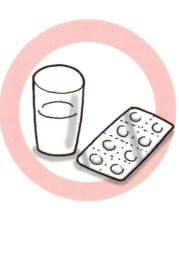

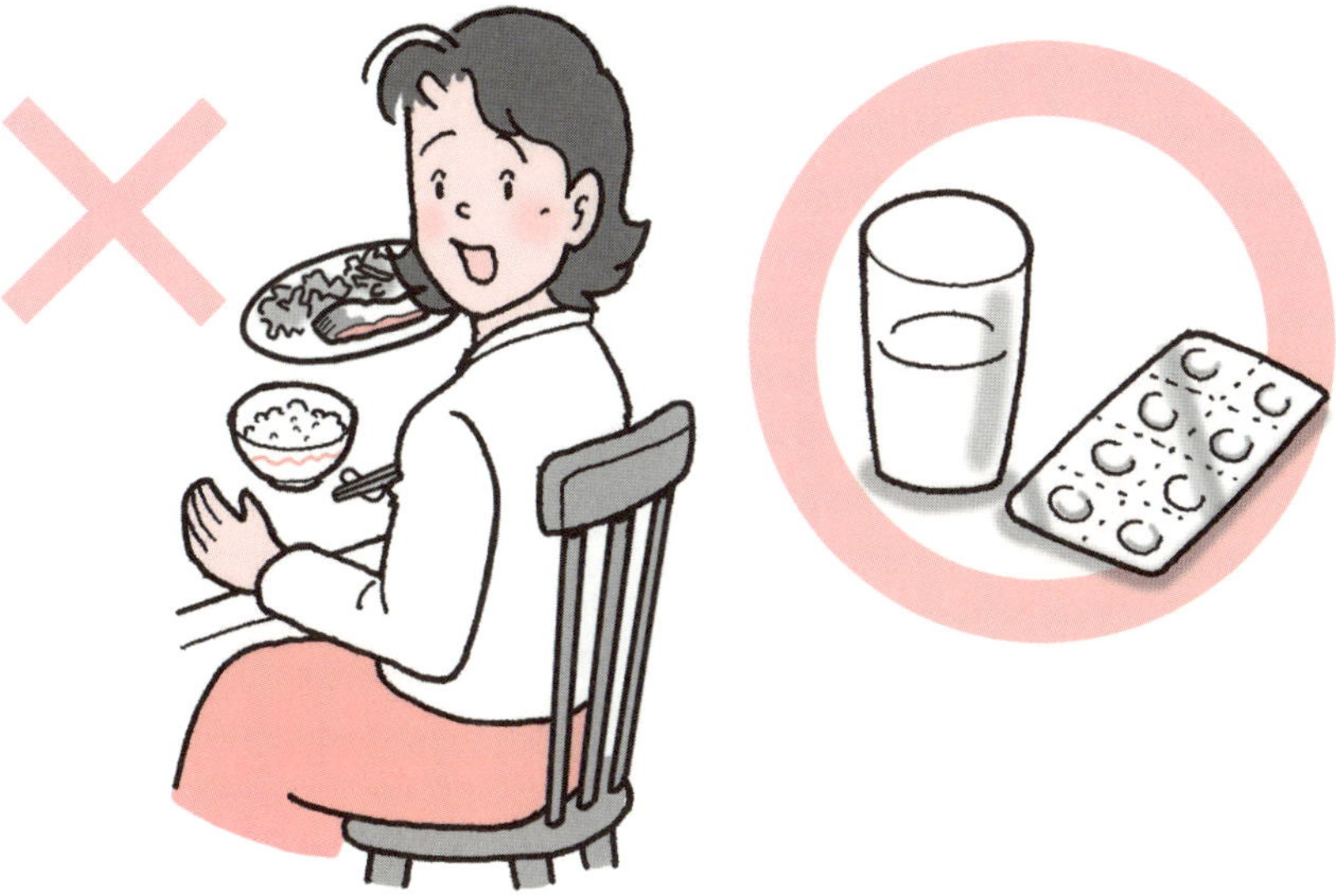

ロイドと併用することで、骨粗しょう症の進行を防止できることがわかっています。

また、ステロイドの投与を受けている間は、感染症にかかりやすくなります。したがって、ステロイドの服用量が多いときに、むやみに人込みに出るのは考えものです。

強い日光にあたることは厳禁です。強い日光のなかの紫外線には皮膚をやけどさせる作用があります。皮膚がやけどをすると、細胞のなかからＤＮＡが血液中に流れ出すことによって、抗ＤＮＡ抗体の産生が刺激され、病気が再燃してしまうからです。

SLEの予後

近年、ＳＬＥの長期生存率は飛躍的に改善しており、５年生存率は95％を超えています。それは、最近の医療の進歩によるものです。

しかし、ループス腎炎と中枢神経ループスは、依然として予後を決定する二大因子です。この二つの病態が万が一おこった場合には、きわめて慎重に治療をしなければなりません。とくにループス腎炎が増悪すると、慢性腎不全とよばれる状態になり、血液透析が必要になってしまいます。

このほか、抗リン脂質抗体症候群、間質性肺炎、肺胞出血、肺高血圧症、ループス膀胱炎などがいわゆる難治性病態としてあげられます。

これらの難治性病態は、いずれも入院をして、十分な期間にわたって十分な量のステロイド治療、あるいは場合によっては免疫抑制薬の治療を受ける必要があります。とくに、活動期には外来のみで治療をするなどということは不可能です。

一方、SLEの治療中に最も注意しなければならないのは、治療経過中に発生する日和見《ひよりみ》感染症です。これはおもに、治療薬としてステロイドや免疫抑制薬を使っているからです。とくに、結核菌、真菌（かび）（なかでもニューモシスチス・ジロヴェッチ〈以前はニューモシスチス・カリニとよばれていました〉）、サイトメガロウイルスなどの感染には気をつけなければなりません。

ステロイドの量が多い場合には、結核やニューモシスチス肺炎発症予防のために、抗結核薬や抗真菌薬を予防的に内服することもあります。

2 関節リウマチ(RA)

関節リウマチとはどんな病気なのか

ここでは、「関節リウマチ」を省略して、ただ単に「リウマチ」とよぶことにします。

「リウマチ」の語源はヒポクラテスの時代にさかのぼり、「流れ」を意味する「ロイマ」(rheuma)という言葉から発生したそうです。リウマチでの関節の痛みが、ちょうど水が流れるようにあちこちと移り変わるために、このようによばれるようになったようです。

リウマチという名前がついている病気にリウマチ熱がありますが、これは、まったく異なる病気です。

リウマチ熱の原因は溶連菌《ようれんきん》感染で、喉に感染した溶連菌の成分が心臓の成分とよく似ているために、心臓の筋肉に炎症をおこします。これは主として10歳代の子どもがかかりやすい病気です。

リウマチはどこにおこるのか

関節とは、骨と骨のつなぎ目のことです。軟骨はクッションの役目をしていて、関節のなかには潤滑油の役割をする関節液が入っています。関節液は別名、滑液《かつえき》ともいいます。関節のなかの滑りをよくすることによって骨と骨がぶつからないようにしているからです。この関節液を作る役割をしているのが滑膜《かつまく》です。

滑膜は一層の薄い膜からできており、関節組織を内側からくるんでいます。滑膜の下側はまばらな結合組織からできており、これら全体をあわせて滑膜組織とよんでいます。

リウマチは、この滑膜組織とよばれる関節の裏打ちをしている部分におこります。それゆえ、リウマチの本態は滑膜炎です。決して最初から軟骨や骨におこるのではありません。

したがって、リウマチは「関節の火事」にたとえることができます。火事が燃え広がれば、「焼け野原」になって関節は壊れてしまいます。しかし、「ぼや」のうちに消火できれば、関節は壊れません。

まだ病気が滑膜にかぎられているうちに診断して適切な治療をすれば、軟骨や骨は壊れないことはおわかりいただけるでしょう。早期診断早期治療が重要なゆえんです。

●関節の基本構造

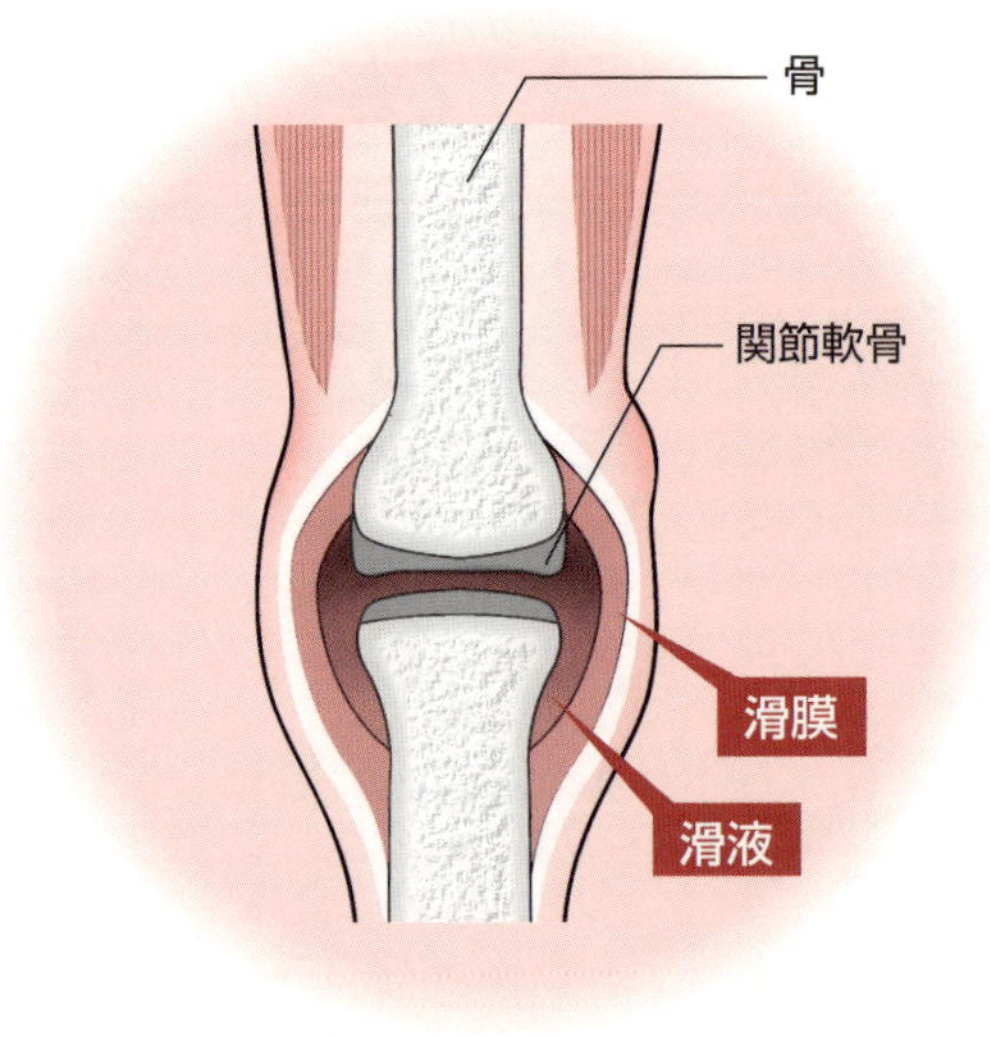

リウマチではどうして関節が壊れるのか

リウマチの炎症が進行すると、滑膜組織からＴＮＦα、インターロイキン１（ＩＬ－１）、ＩＬ－６などの炎症性サイトカインとよばれる物質や、中性プロテアーゼ、活性酸素、一酸化窒素などの炎症を悪くする物質が次々と産生されるようになります。ちなみに、サイトカインとは細胞から作られる生理活性物質のことです（１８４頁参照）。

このうち、中性プロテアーゼという酵素の働きで軟骨が壊されることがわかっています。

一方、骨の場合は違います。骨をつくる細胞を骨芽細胞、骨を壊す細胞を破骨細胞といいますが、通常はこのつくる細胞と壊す細胞の両者のバランスがとれているために、骨が壊れることはありません。

しかし、リウマチでは破骨細胞の力が骨芽細胞を上まわるために、骨が壊れてしまうのです。この破骨細胞を活性化させる物質としては、滑膜組織から産生されるさまざまな炎症性サイトカインが知られています。

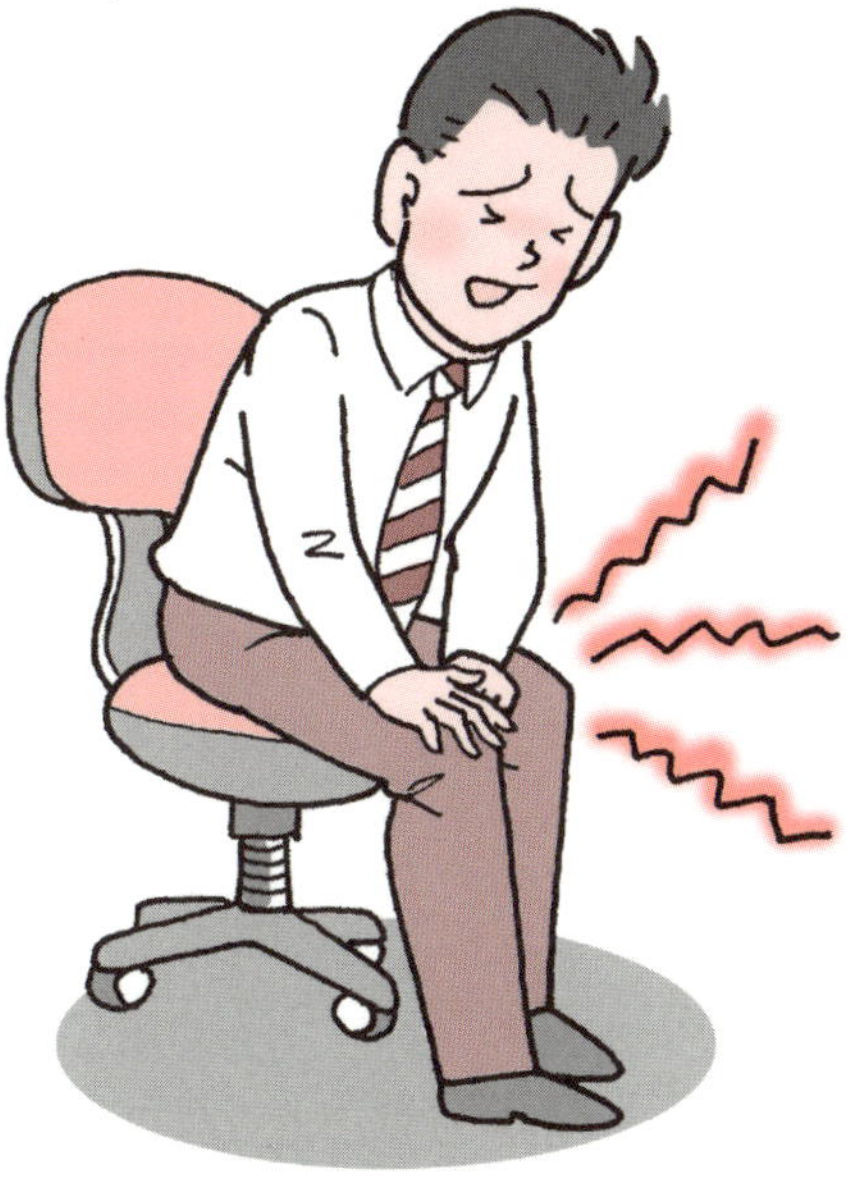

関節リウマチにはどんな人がなるのか

リウマチの有病率は0・5～1%とされています。とくにどこかの地域に多発しているわけではありません。性別でみると、わが国では人口1000人に対して女性5・4人、男性1・1人と報告されており、女性におこりやすいことがわかります。年齢の面からみると、この病気がおこりやすいのは30～60歳代です。

リウマチが家族内で発症するという例もありますが、一般にはそれほど強い遺伝性はありません（第2章参照）。

リウマチは出産をきっかけに発症することがあります。30歳代でリウマチになる場合には、出産後に発症する場合が少なくありません。

しかし、リウマチがもっとも多いのは50～60歳代の女性です。

一方、男性でリウマチになる場合には、喫煙者に多いことがわかっています。喫煙は、リウマチ発症の引き金となる場合もありますし、喫煙をしているとリウマチの薬の効きが悪いことも知られています。

また、けがや強い精神的ストレスもそのきっかけになることがあります。

リウマチの亜型

悪性関節リウマチ

リウマチのなかでも血管炎や肺線維症を合併するタイプです。決してリウマチの薬が効きにくいタイプを指しているのではありません。リウマチのなかでは、このタイプだけが「指定難病」となっています（221頁参照）。

若年性リウマチ

16歳以下でリウマチが発症した場合は、若年性リウマチとよばれます。小児リウマチともいわれ、次の三つに大別されます。

①全身型
②多関節炎型
③乏関節炎型

このうち、全身型は、発見者の名前をとってスティル病ともよばれます。この場合には、高熱と発疹、関節痛などを伴うのが特徴です。

多関節炎型と乏《ぼう》関節炎型は大人のリウマチとよく似ています。

若年性リウマチの患者さんは全国で5000人前後とされています。成長過程に病気がおこるために、発育障害を招き、低身長や下あごの形成不全などの症状を引きおこすことがあります。しかし、最近ではメトトレキサート（164頁参照）や生物学的製剤（184頁参照）などの抗リウマチ薬が積極的に使われるようになり、かなりよい治療成績をあげてきています。

成人スティル病

大人の病気ですが、前の項で述べた子どものスティル病と経過がよく似ているために、この名前がついています。この病気も指定難病です。

39度以上の熱が一日の間に上がったり下がったりします。熱が出ているときには、からだに薄いピンク色の発疹が出ますが、熱が下がると消えてしまいます。頸部などのリンパ腺の腫れ、肝機能障害などがよくみられます。ひどいときには、多臓器不全などをおこして重症になることもあります。

この病気では、特徴的な発疹が出るのに加え、血清フェリチン値がきわめて上昇するので、主治医がこの病気を疑いさえすれば診断は簡単です。

しかし、とてもめずらしい病気なので、診断が遅くなり、重症化することも少なくありません。

その他のリウマチ

なお、脾腫《ひしゅ》（脾臓の腫れ）と白血球の減少を伴うリウマチはフェルティ症候群、じん肺を伴うリウマチはカプラン症候群とよばれています。

関節リウマチではどんな症状が出るのか

全身の症状

リウマチの活動期には、微熱、体重減少、貧血、リンパ節腫脹《しゅちょう》などの症状が現れます。とてもだるくなったり疲れやすくなったりし、午後には昼寝をしないと生活できない、ということもよくあります。

関節の症状

朝のこわばり

リウマチの症状で特徴的なのが、朝のこわばりです。からだや関節周囲のこわばりが現れ、とくに朝の症状が強いために「朝のこわばり」と名前がつけられています。

朝のこわばりは、リウマチの状態が悪いと長時間持続するため、朝のこわばりの持続時間でリウマチの活動性（病気全体の勢い）を推しはかることができます。

関節炎

リウマチでみられる関節炎には、次の三つの特徴があります。

①多発性：あちこちの関節におこる。
②対称性：左右対称におこる。
③移動性：あちこちの関節に移り変わる。

このような三つの特徴をもった関節炎で、朝のこわばりを伴う場合には、リウマチの可能性がきわめて高くなります。

関節炎がおこりやすいのは、手首（＝手関節）、指の付け根、指の第二関節などの比較的小さな関節です。一方、指の第一関節（爪のすぐ下）にはおこりません。ここに関節炎がおこるのは変形性関節症などの別の病気です。

このほか、足の指の付け根や、足首（＝足関節）、肩、ひじ、ひざなどの関節にもよく炎症がおこります。これに対して、脊椎はリウマチがおこりにくい関節です。

関節炎がおこると、その関節は熱っぽくなって腫れ、関節を動かすと痛みはますます強くな

●関節リウマチに侵されやすい手の関節

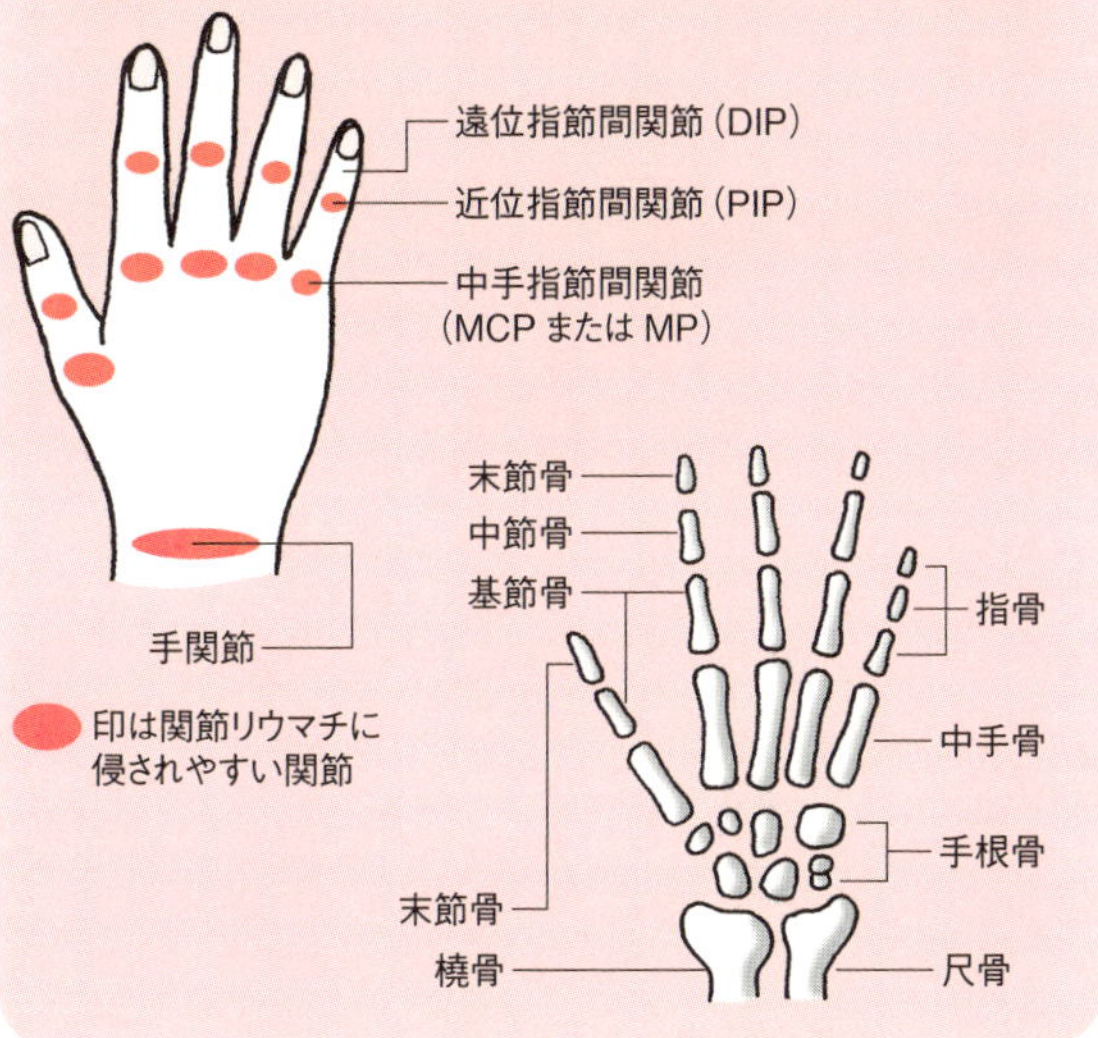

ります。しかし、赤く腫れあがることはきわめてまれです。

さらに炎症が進むと、軟骨が壊れて関節の隙間がなくなってしまうために、関節は完全に固定された状態（＝拘縮《こうしゅく》）になり、動かなくなってしまいます。

関節水腫

ひざなどで急激に関節炎がおこると、関節液が大量にたまる関節水腫という状態になります。ひざの裏側がぽっこりと袋状に膨らむこともあり、これは膝窩嚢腫《しつかのうしゅ》ともよばれています。

腱鞘炎

筋肉が骨に付着するところを腱といい、腱は腱鞘《けんしょう》という、ちょうど刀の鞘《さや》のような組織でくるまれています。そこに炎症がおこると、腱鞘は腫れあがるために腱の動きが悪くなってしまいます。そうなると、ある程度の力をかけたときに、腱が突然に動くような状態になります。これを「ばね指」とよびます。

滑液包炎

滑液包《かつえきほう》は、関節の周囲にある袋状のもので、ふだんはなかにゼリー状の液体が入っています。しかし、ここに炎症がおこると、その部分にさらに液体がたまって腫れあがります。ひじとか足関節の周囲、あるいはひざの前面によくみられます。

関節変形

リウマチが進行すると、関節の破壊、筋の萎縮、腱の断裂などにより、リウマチ特有の関節変形がおこるようになります。これらの変形を総称して「リウマチ変形」といいます。

手の指が外側を向いてしまう変形を尺側《しゃくそく》変形といいます。腕の外側の骨を尺骨とよびますが、そちらの方向に変形することからついた名称です。

また、指の変形にはスワンネック変形とボタンホール変形があります。スワンネック変形は、ちょうど白鳥の首のような形になる変形のことです。ボタンホール変形は、指のまん中の関節が内側に曲がったまま固定するものです。

足の指にも変形がおこります。多いのは外反《がいはん》拇《ぼ》指《し》です。これは親指の付け根が大きく外側に突出するものです。

また、足の指の付け根の関節が亜脱臼をするために背側に足の指が曲がることがあります。これを「槌指《つちゆび》」といいます。

このほか、親指がその他の指の上に重なってしまい、靴がはきにくくなることもあります。

さらに、足の指の関節が脱臼しかけるために、足の裏には「たこ」ができて歩きにくくなることもあります。

いずれにせよ、関節変形はリウマチの最終像

●リウマチの手指の症状

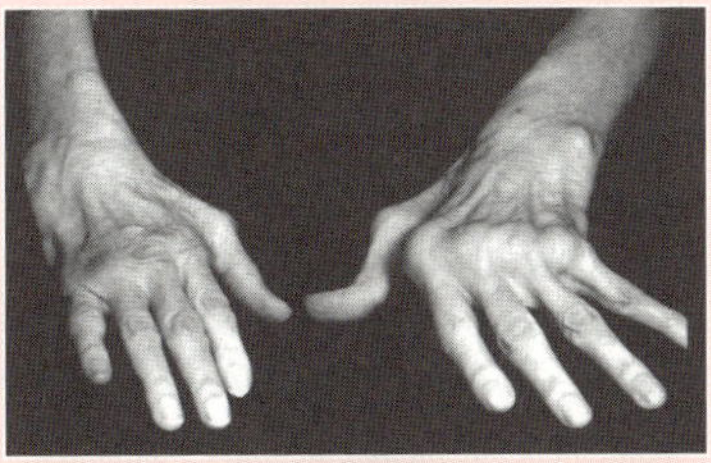

尺側変形

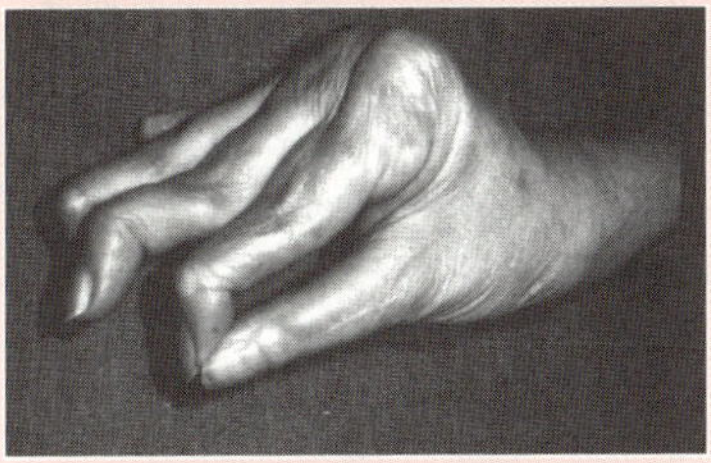

スワンネック変形

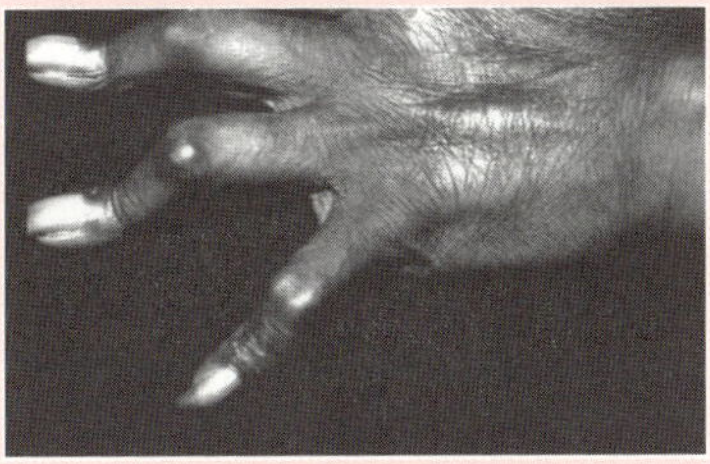

ボタンホール変形

といえます。そうなる前に適切な治療が必要であることはいうまでもありません。

関節以外の症状

リウマトイド結節

ひじ、ひざの前面に、こぶのような硬いものができることがあります。小さいものでは小豆《あずき》大、大きくても大豆大です。後頭部やお尻の部分にもできることがありますが、痛みは伴いません。これはリウマトイド結節とよばれ、病気が悪いときにみられやすい傾向があります。

肺障害

リウマチでは、間質性肺炎、肺線維症がみられることがあり、これらはリウマチ肺とよばれています。自覚症状としては、息切れ、空咳などがあります。ただ、メトトレキサートをはじめとする抗リウマチ薬でも間質性肺炎をおこすことがあるし、ニューモシスチス肺炎などの感染症でも同様の症状がおきるので、いずれの原因でおこったのかを見極めることが大切です。

肺に水がたまる胸膜炎をおこすこともあります。さらに、まれですが、特発性器質化肺炎（COP）といって肺のあちこちに出没する移動性の肺炎をおこすこともあります。あるいは、細《さい》気管支炎といって、気管支の細いところに炎症を起こすこともあります。

悪性関節リウマチ

リウマチでは血管に炎症がおこることもあり、このような病態は悪性関節リウマチとよばれています。また、中枢の太い血管に炎症がおきると心筋梗塞や腸間膜動脈血栓症になりますし、末梢の細い血管に炎症がおきると皮膚潰瘍や神経炎などになります。

進行性の肺線維症をおこすこともあります。

このような場合には、ふつうのリウマチの場合と異なり、比較的大量のステロイドを使うことになります。

二次性アミロイドーシス

強い炎症が長く続くと、炎症の産物であるアミロイドとよばれる物質が、からだのあちこちにたまるようになります。

消化管にたまると吸収障害をおこす原因になり、心臓にたまると心不全、腎臓にたまると腎不全の原因になります。

これはリウマチの最終像です。そうなる前に適切な治療を受けることが大切です。

関節リウマチの検査と診断

リウマチの検査

血沈

血沈《けっちん》は、正確には赤血球沈降速度とよばれる検査で、赤沈《せきちん》ともよばれます

正常値は、1時間で男性は10㎜以内、女性は20㎜以内です。しかし、炎症があるとこの値は上昇し、リウマチがひどい場合には100㎜を超えることすらあります。

治療によってリウマチが改善すると、この値は低下してきます。したがって、この検査はリウマチの活動性を推しはかるために使われています。

ただし、貧血がある場合や、血液中のガンマグロブリンが増えている場合でも血沈は亢進す

るので、次に述べるＣＲＰとともに測定されるのが一般的です。

ＣＲＰ

Ｃ反応性タンパクのことで、炎症の指標として有用です。

炎症が関節のなかでおこると、炎症局所でインターロイキン－６（ＩＬ－６）などのサイトカインが大量に産生されます。これらのサイトカインは血液によって運ばれ、肝臓に到達すると、肝臓の細胞からはＣＲＰ、フィブリノーゲン、補体などの物質が産生されます。

これらの物質は急性炎症タンパクと総称され、炎症の指標として使われています。とくにリウマチでは、関節炎の程度を客観的に示すためのよい指標となっています。正常では０・３㎎／dℓ以下ですが、リウマチがひどくなると増加します。

リウマトイド因子

リウマトイド因子を測る方法が、俗にいうリウマチ反応です。ＲＡテストとＲＡＰＡテストという二つの測定法がよく知られています。このほかに、IgＧ－ＲＦテストという測定法や、ガラクトース欠損IgＧを抗原とするＣＡ－ＲＦとよばれる測定法もあります。

リウマトイド因子とは、免疫グロブリン（Ig）とよばれる物質に対する自己抗体です。免疫グロブリンは血液のなかで抗体の役目を果たしている物質です。

リウマチ患者の約75％でこのリウマトイド因子が陽性になります。しかし、残りの25％はたとえリウマチであっても陰性です。

また、肝硬変、慢性肝炎、結核などの慢性の病気でも陽性になることがあり、たまには正常の人でも陽性になることがあります。

よく、「健康診断でリウマチ反応が陽性になったから、リウマチの可能性があるといわれた」

といって泣き出さんばかりに外来に駆けつける人がいますが、大半の場合は心配ありません。

ただし、リウマチの患者さんでリウマトイド因子が陽性の場合には、活動期に高値を示します。そして、リウマチがよくなると改善がみられます。

一方、リウマトイド因子がきわめて高値でもリウマチを発症しない人もいます。したがって、こうしたリウマトイド因子は、血沈やCRPほどには正確にリウマチの活動性を反映するものではありません。

メタロプロテアーゼ3（MMP－3）

これは関節のなかの滑膜細胞から作られる酵素で、関節炎がひどくなるとその産生が亢進します。この酵素は、軟骨にあるプロテオグリカンという基質を分解して軟骨を壊す作用があります。とくに、リウマチの場合には、早期から血清中のこの物質が増加しますので、リウマチの診断に補助的に使われます。またリウマチの活動性がおさまってくると減少してくるので、治療薬の効果判定にも役立ちます。

抗CCP抗体

これは環状シトルリン化ペプチド（CCP）とよばれる物質に対する抗体です。リウマチになると、体内でシトルリン化ペプチドとよばれる特殊な物質が増加するために、それに対する抗体ができることがあります。これが抗CCP抗体です。

この抗体は、ごく早期のリウマチでも出現するので、早期リウマチの診断に応用されるようになりました。また最近では、この抗体を大量にもっているリウマチの患者さんでは、関節破壊の進行が早いことも知られるようになりました。このため、この抗体価が高い場合には、メトトレキサートをはじめとする強力な治療が行われます。

その他の血液検査

疾患の活動期には一致して貧血がみられます。そして、白血球と血小板の数も活動期には増加します。

生化学検査では、活動期に血清総タンパク、アルブミン値は低下し、グロブリン値は上昇します。このほか、アルカリホスファターゼ値も上昇することがあります。

X線検査

Ｘ線検査では、関節およびその組織の腫脹と関節周囲の骨粗しょう症がまず出現します。しかし、はじめのうちはそれ以上の骨の変化はみられません。

ただし炎症が続くと、関節付近の骨が「虫喰い」のように欠けてきます。これを専門的には「骨びらん」とよびます。さらに進行すると、関節の隙間が狭くなり、骨同士が融合する「骨《こつ》強直《きょうちょく》」などがみられます。

その他の画像診断

最近では、関節超音波検査がよく用いられます。リウマチの早期診断にも役立ちますし、治療経過の判定にも有用です。

ＣＴ検査は、頸椎の病変や大腿骨頭の病変をみる場合にとても役立ちます。しかし、予約も必要ですし、それなりに費用もかかるという問題点もあります。

ＭＲＩ検査は高価な検査ですが、骨髄内でおこっている浮腫、滑膜増殖、骨びらんなどを早期から検出することができます。

リウマチの診断

リウマチの診断は、臨床症状、臨床検査、Ｘ線所見などから総合的になされます。たったひとつの症状や検査で、診断がくだされるわけではありません。それは、変形性関節症、痛風、感染性関節炎、リウマチ以外の膠原病などと見分けなければならないからです。

このなかで、とくに変形性関節症はリウマチとよく間違えられやすい病気です。これは中年以降の女性に多く、遺伝的素因が濃厚です。

症状としては指の末端の第一関節が硬く腫れるのが特徴で、ときには赤く腫れあがることもあります。このような変化はリウマチでもみられるように、左右対称性におこります。そして、この指の第一関節の腫れはヘバーデン結節とよばれます。また、このような変化は指の第二関節におこることもあり、これはブシャール結節とよばれています。

X線写真を撮ってみればリウマチとの違いは一目瞭然で、変形性関節症では骨がとげのように出っ張り、しかも骨硬化像がみられます。

痛風は男性に多い急性の関節炎で、足の親指などのごく限られた関節におこるのが特徴です。

これを痛風発作といい、侵された関節は熱をもって赤く腫れあがり、ひどい痛みが出ます。

ふつうは一カ所だけの関節におこり、多発性関節炎はおこしません。

実際のリウマチの診断には、2010年にできた診断基準（次頁参照）が用いられます。

まず、リウマチ以外の病気では説明できない関節の腫れがひとつ以上あることが前提です。そのうえで、次の4項目の総合点が6点を超えれば、リウマチと診断されます。

（1）腫脹または圧痛のある関節数とそのパターン。
（2）血液検査におけるリウマトイド因子あるいは抗CCP抗体陽性の有無と程度。
（3）罹病期間（病気になってからの期間）。
（4）血沈、CRPなどの炎症反応の有無と程度。

この新しい診断基準は、早期のリウマチを診断するのにとても役に立ち、発症6カ月以内でも診断可能です。

●関節リウマチの診断基準

（2010 年 ACR/EULAR 分類基準）

項目		スコア
罹患関節数		
大関節	≦1	0
	2 ～ 10	1
小関節	1 ～ 3	2
	4 ～ 10	3
	. ＞ 10	5
リウマトイド因子／抗 CCP 抗体（ACPA）		
	両者陰性	0
	低値（≦正常値の 3 倍）	2
	高値（＞正常値の 3 倍）	3
関節炎の持続時間		
	＜ 6 週間	0
	≧ 6 週間	1
急性期反応物質（ESR または CRP）		
	正常	0
	異常	1

リウマチの疾患活動性の判定法

すでに述べたように、リウマチは「関節に起こる火事」です。この場合、「火事の勢い」を疾患活動性と呼んでいます。

リウマチの疾患活動性をみる目安には、ＤＡＳ28とよばれる方法が用いられます。ＤＡＳというのは、英語のDisease Activity Scoreの略で、症状や検査結果、健康状態などから総合的な数値を算出します。

（1）28関節の腫れと痛み。
（2）血沈あるいはＣＲＰの検査結果。
（3）患者さんが感じる全身の健康状態。

ＤＡＳ28が５・１を超える場合に高疾患活動性、３・２以上で５・１以下を中疾患活動性、３・２未満で２・６以上を低疾患活動性、２・６未満を寛解とよんでいます。

最近では、ＤＡＳ28の代わりに、医師が評価する全身の健康状態も参考にするＳＤＡＩ（Simplified Disease Activity Index）やＳＤＡＩからＣＲＰを除いたＣＤＡＩ（Clinical Disease Activity Index）などが使われることもあります。

関節リウマチの治療

リウマチ治療の最終目標は、関節破壊の防止です。しかも、昨今の治療の進歩により、関節の破壊が防止できれば、長生きもできることが明らかになってきています。

そのためには、寛解に到達することが必要です。患者さんが合併症をもっていたりして、どうしても寛解に導入することができない場合でも、低疾患活動性を目指します。

そのために、定期的に疾患活動性を評価し、治療目標が達成できるまで、積極的に治療法を変更していきます。このような治療のやり方を「目標に向けた治療」とよび、英語のTreat to Targetの頭文字を取ってT2T（ティーツーティ）ともよびます。

このような積極的な治療法が導入された結果、適切なリウマチ治療を行うことによって、患者さんの生活の質、クオリティ・オブ・ライフ（QOL）を高めることができるようになりました。

リウマチの治療は、薬物療法、理学療法、手術療法などを適宜、組み合わせて行われます。

薬物療法

リウマチの治療に用いられる薬には、次のものがあります。

（1）非ステロイド系抗炎症薬
（2）抗リウマチ薬
（3）ステロイド

薬物療法

関節の炎症や痛みを抑えるためには、薬物療法が不可欠です。
関節リウマチの場合、抗リウマチ薬は初期の段階から使われます。

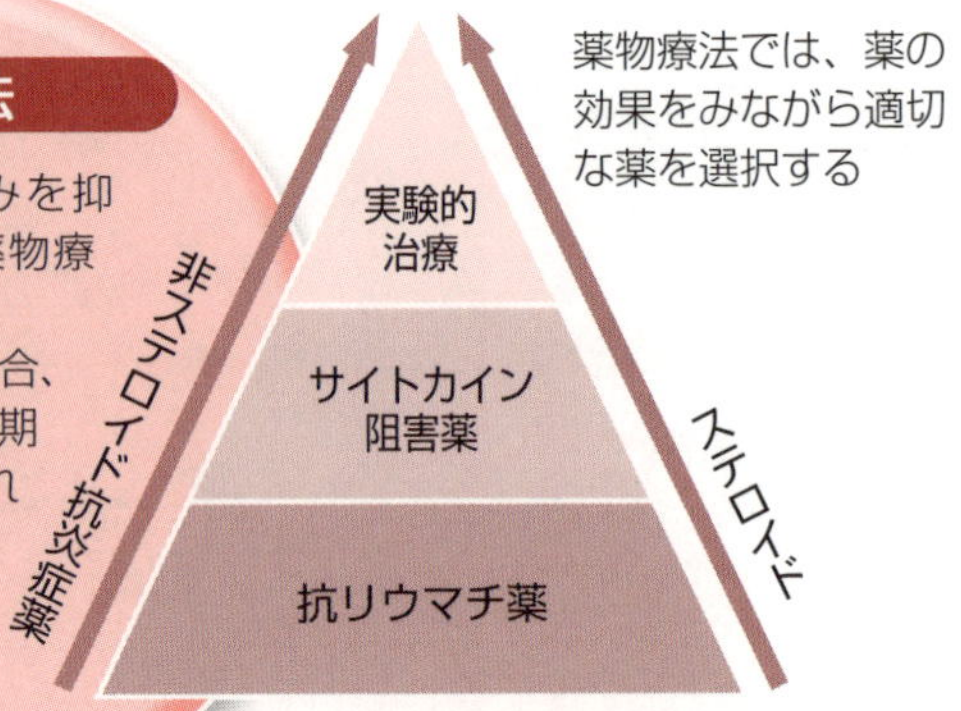

手術療法

薬物療法の効果が現れにくい場合には、炎症がおこっている滑膜を取り除く手術を考えます（滑膜切除術）。しかし、薬物療法を十分に行わなければ時間の経過とともに再発してしまいます。ひざや股関節のような大きな関節が壊れてしまったときは人工関節置換術が行われます。

リハビリテーション

関節機能が失われていく原因は、炎症による関節の破壊と、長期間、痛みのために動かさないでいることです。
リハビリテーションには理学療法、運動療法、作業療法、補助具療法などがありますが、その目的は関節機能の保持・改善です。

（４）生物学的製剤

以前には、非ステロイド系抗炎症薬から始め、徐々にステロイドや抗リウマチ薬を使用する方法が主流でした。

しかし現在では、抗リウマチ薬をまず投与し、抗リウマチ薬が効いてくるまで非ステロイド系抗炎症薬やステロイドを短期的に用いながら寛解導入を図り、必要に応じて生物学的製剤を使用するという方法に変わっています。治療薬の詳細については第5章を参照してください。

リハビリテーション

リハビリテーションには、理学療法、運動療法、作業療法、補助具療法などがあります。

リウマチでは、たとえどんなによい治療をしていても、並行してきちんとしたリハビリテーションができていなければなんにもなりません。リハビリテーションのなかでも基本となるのは、運動療法と理学療法です。これについては第6章で詳しく説明します。

手術療法

滑膜切除術

以前は、炎症が激しい関節に対して滑膜切除術がよく行われました。しかし、基本的な薬物療法を十分に行わないで滑膜切除術をしても、時間が経てばまた再発してしまいます。

したがって、最近ではあまり行われていません。

人工関節置換術

関節機能の再建を目的に行われる手術です。ひざと股関節でよく行われますが、最近では人工関節材料の開発によって手術成績が著しく改善されています。また、耐用年数も飛躍的に延びています。

●人工関節置換術

軟骨がすり減ってしまった骨を削り、人工関節に置き換える。人工関節の耐用年数も飛躍的に延びている。

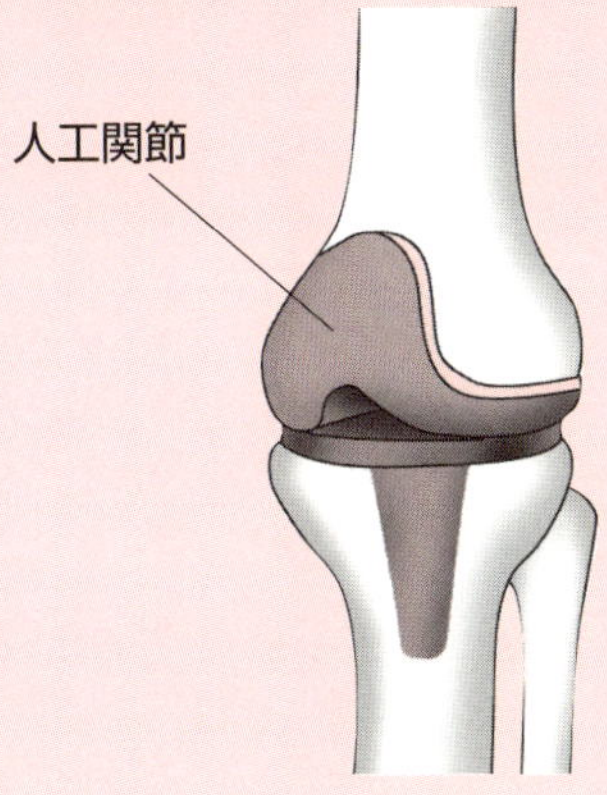

しかし、ひじや手の手術成績はまだそれほどよくありません。どちらかというと、体重を支える大きな関節のほうが手術に適しているようです。

さらに最近では、高齢者の術中・術後の管理もうまく行えるようになったため、高齢者でも積極的に手術が行われるようになりました。

関節固定術

リウマチでは頸椎にも変化がおこります。とくに、環軸《かんじく》関節の亜脱臼がある場合や、軸突起が頭蓋骨内に陥入している場合には、頸椎の固定術が行われます。

頸椎の変化を放置すると、神経が圧迫されて手足のしびれやまひが出ることがあります。また、ひどいときは突然死の原因にもなります。

したがって、手のしびれのような症状が出てきたときには、頸椎の手術を考えなければなりません。

手首や足首でも痛みが強いときに固定術を行うことがあります。しかし、痛みはとれても関節が動かなくなってしまうために、かえって日常生活において不便になることもあります。

その他の手術療法

このほか、手の腱が断裂した場合などにも手術が行われることがあります。この場合には、指の機能がよくなるばかりか、見た目にもきれいになります。

しかし、基本的な薬物療法がきちんとできていなければ、いずれは元の木阿弥になってしまいます。

いずれにしても、これらの手術を行うには熟練を要します。主治医の先生を通じて、リウマチ専門の整形外科医を紹介してもらってください。

その他の治療法

ここまで紹介した治療法のほかに、血漿交換療法、リンパ球除去療法などが行われています。しかし、その評価はまだ定まっていないのが実情です。

現在では、悪性関節リウマチに対してのみ血漿交換療法が、リウマチに対して白血球除去療法が保険で認められた治療法です。しかし、薬による治療と比較すると、からだのこわばりは多少改善するものの、検査データの改善はほとんどみられず、関節破壊を止めることはできません。しかも高価であり、国際的にはその効果は認められていません。

関節リウマチの日常管理と予後

リウマチの日常管理

リウマチが慢性の経過をたどる病気であり、根気よく治療する必要があることはすでに述べました。なによりも、まず患者さんの家族に、そのことを理解してもらわなければなりません。

また、患者さんの多くは若年ないし中年の女性であるため、家族による育児・家事などへの援助や、精神的なサポートを積極的に行うこともきわめて重要になります。

さらに、リウマチは肉体的および精神的ストレスでも悪化するので、過度のストレスにさらされないよう、まわりの人たちが配慮することも必要です。

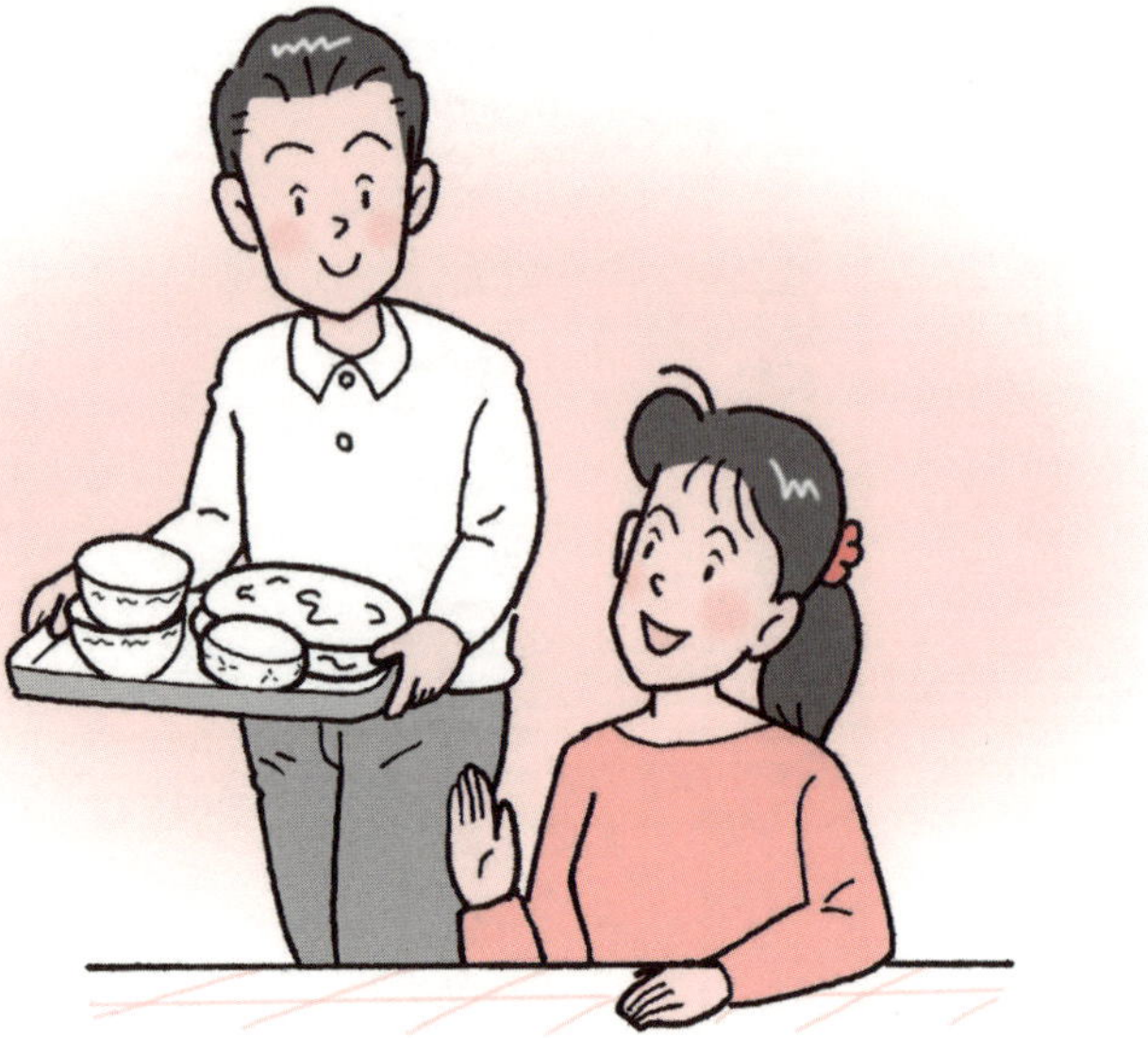

服用する薬については、その作用や副作用について、十分に理解するようにしていただきたいと思います。これは万が一、薬の副作用が発現したときに、早期発見できるようにするためです。できれば、自分がのんでいる薬のリストは、常に携帯しておくとよいでしょう。

さらに、リウマチ体操（196頁参照）を積極的に行い、関節の可動性と筋力の維持・向上をはかることで、日常労作《ろうさ》が改善されます。

リウマチの予後

これまでは、発症10年では5％が臥床《がしょう》を必要とし、80％が日常労作に何らかの障害を有し、健康な人と同様の生活を営んでいる人は15％とされてきました。しかし、昨今の新しい治療法の出現により、リウマチの患者さんの予後は大きく変わっています。

リウマチの治療によって、関節痛や朝のこわばりなどの症状が消失し、検査データも正常化した状態を寛解とよびます。これまでの治療では、寛解とよばれる状態にまで到達できるのはごく一部の症例でした。

しかし、リウマチを早期に診断し、積極的に抗リウマチ薬を使用していく治療法の導入により、寛解導入率が徐々に上がり始めました。とくにメトトレキサートと生物学的製剤の積極的な使用によって、最近では約半数以上の症例で完全寛解が得られるようになりつつあります。

しかもメトトレキサートと生物学的製剤の組み合わせによって、関節破壊の進行防止が可能となってきました。このような状態は関節のX線画像をみることで確認できるので、「画像的寛解」ともよばれています。

また、リウマチを発症1年以内から積極的に治療すると、開始していた生物学的製剤を中止できることも明らかになりつつあります。このような状態は、薬剤中止寛解とよばれています。

リウマチの生命予後

リウマチの生命予後をみてみると、これまでは一般人口よりも死亡率はやや高く、死亡年齢も10歳前後若いとされてきました。しかし、メトトレキサートの使用は生命予後を改善することが明らかとなり、さらに生物学的製剤の使用も生命予後を改善するというデータが出始めています。

最近では、リウマチを早期から積極的に治療するようになった結果、リウマチ肺、アミロイドーシス、頸椎亜脱臼などのように長期罹患例でみられていたリウマチの合併症の頻度が激減しています。

リウマチの死因としては、

①心不全

②悪性関節リウマチによる血管障害（心筋梗塞など）

③頸椎亜脱臼
④続発性アミロイドーシス
⑤治療薬物による副作用（感染症、消化管出血）
などがあげられてきました。しかし、新たな治療法の登場により、リウマチの生命予後、死因も大きく変わりつつあります。

わが国のリウマチ患者でよくみられるのは、感染症です。感染部位としては、呼吸器、尿路、皮膚の順番です。

呼吸器感染症で注意をすべきは肺炎です。ただし、次のような方策をとることで、肺炎を予防することができます。

（1）インフルエンザワクチンは毎冬接種する。
（2）65歳以上の高齢者は肺炎球菌ワクチンの接種をする。
（3）入れ歯の洗浄、うがいなど、口腔内の清潔に努める。
（4）喫煙をしている人は禁煙する。
（5）糖尿病を合併している場合には、血糖コントロールに努める。

3 多発性筋炎・皮膚筋炎（PM/DM）

筋炎とはどんな病気なのか

筋炎とは、筋肉におこる炎症のことです。筋炎は、臨床的には大きく分けて五つのタイプに分類されます。

筋炎の種類

多発性筋炎

30～50歳代の女性に多く、大半がゆっくりと症状が出ます。

皮膚筋炎

年齢的には広く10～70歳代におこります。女性に多い病気ですが、男性にもみられます。発疹が特徴的で、むくみを伴った薄紫色の発疹が顔面、まぶた、前胸部、手・ひじ・ひざ関節の前面に出現します。この発疹は軽いかゆみを伴うのがふつうです。また、手の指の関節直上に発疹がみられることもあります。頭皮や鼻唇溝《びしんこう》（小鼻の外側から口の両脇にかけてできるハの字の溝）などにも発疹が出ることがあり、脂漏性湿疹と間違われることもあります。

一部の患者さんでは、手指の皮膚が荒れてささくれ立ち、「機械工の手」とよばれる状態になることもあります。

くびから前胸部にかけて、日光にあたる部分に色素沈着を伴う発疹がみられることもあります。ちょうどVネックのセーターを着たときのようになるので、Vネックサインともよばれます。同様の発疹が肩に出ることもあります。

これらの発疹は皮膚筋炎に特徴的に出現するため、診断の一助になります。

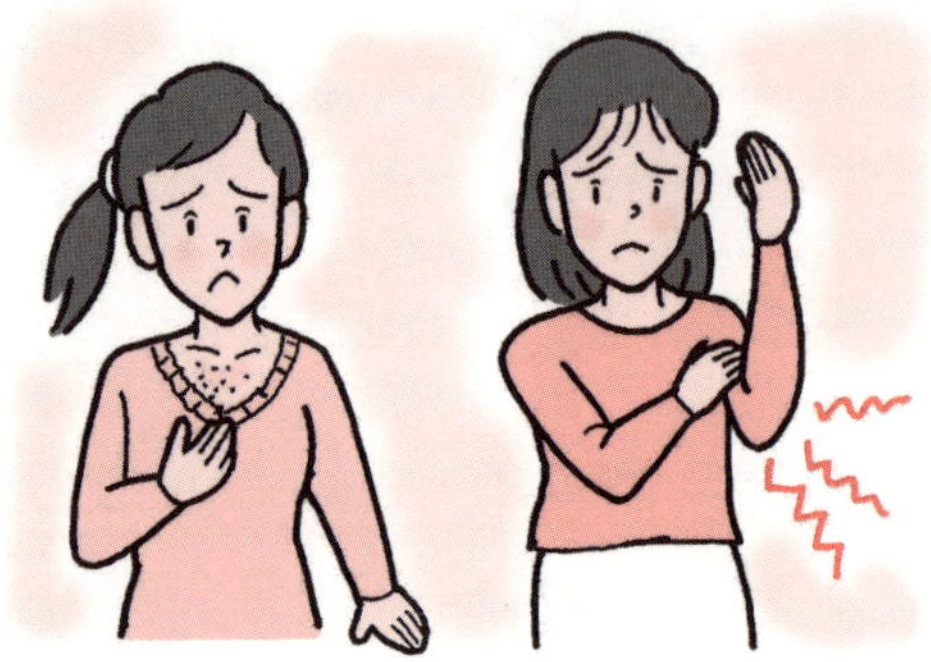

悪性腫瘍に伴う筋炎

数パーセントの頻度ですが、悪性腫瘍に筋炎を合併することがあります。この場合には手術で悪性腫瘍を摘出すると、ほとんどの例で筋炎は治ってしまいます。

小児の筋炎

子どもでは男女の差はなく、筋炎がみられることがあります。ときに皮膚の石灰化を伴うのが特徴です。ステロイドがよく効きます。

膠原病に合併する筋炎

混合性結合組織病（ＭＣＴＤ）に合併することが多いのですが、全身性エリテマトーデス（ＳＬＥ）、強皮症（ＳＳｃ）、シェーグレン症候群などに合併することもあります。

多発性筋炎・皮膚筋炎の特徴

多発性筋炎も皮膚筋炎もどちらも筋炎症状がおこる点では同じなので、よく一緒にして多発性筋炎・皮膚筋炎と表記されます。英語ではPolymyositis/Dermatomyositis なので、頭文字を取ってPM/DMということもあります。

筋炎がおこるのは横紋筋です。横紋筋は随意筋とか骨格筋ともよばれています。一方、不随意筋である平滑筋がこの病気に侵されることはありません。

全国疫学調査によると、2009年の年間推計受療患者数は、多発性筋炎・皮膚筋炎の両方で約1万7000人とされています。多発性筋炎と皮膚筋炎はほぼ同数で、男女比は1対3です。好発年齢は50歳代です。

筋炎ではどんな症状が出るのか

筋炎の初発症状としてよくみられるのは、「からだがだるい」、「疲れやすい」などの症状です。これらの症状はゆっくりと現れるのがふつうです。このほか、微熱、関節痛、レイノー現象などもよくみられます。やがて、「ふとんが持ちあげられない」、「階段の昇降が不自由」、「トイレでしゃがんだり立ったりするのが困難」などの症状が出はじめます。

これは、上腕部や大腿部といった胴体に近い部分の筋肉が侵されるためです。また、筋肉を

●多発性筋炎／皮膚筋炎（PM ／ DM）にみられる症状●

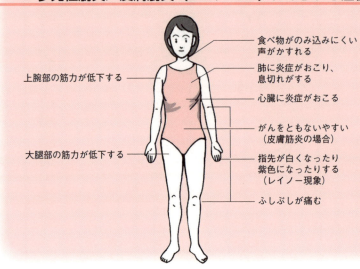

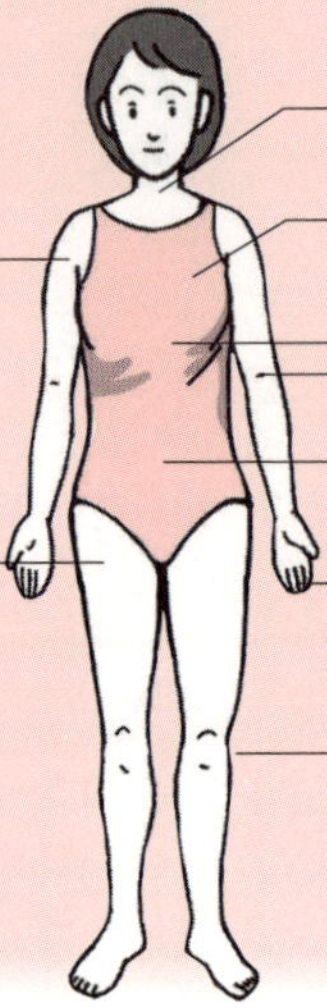

握ると痛くなったり、筋肉が萎縮したりといった症状が徐々にみられるようになります。

さらに病気が進行すると、「食べ物がのみ込みにくい」、「声がかすれる」、「ベッドから起きあがれない」などの症状がおこります。こうなると病気はかなり進行しており、早く治療をしないと大変なことになります。

一部の患者さんでは、間質性肺炎がおこることがあります。じわじわとおこってくる慢性のタイプと、急速におこる進行性のタイプとがありますが、とくに進行性の場合にはきわめて重症となります。この場合には、運動時の息切れ、空咳などがおこるので注意してください。

急性間質性肺炎がみられるのは、多くは皮膚筋炎の場合です。筋炎の症状はあまりはっきりしないのに皮膚筋炎特有の発疹があって、間質性肺炎が進行性の場合には、要注意です。

筋炎がかなり進行すると、心臓にまで病気がおよび、不整脈が出たり、心不全がおこったりします。

このほか、手の爪のまわりが赤くなる爪囲紅《そういこう》斑《はん》がみられることもよくあります。また、爪の甘皮のところに赤黒い斑点がみえることがありますが、これはその部分の血管の梗塞によるもので爪床《そうしょう》梗塞とよばれます。

筋炎の検査と診断

筋炎の診断もひとつの症状や検査所見で行うものではありません。臨床症状と検査所見によって総合的に行います。

すでに述べた筋炎の諸症状のほかに、血液検査が診断に有用となります。

筋炎の検査

血液生化学検査

筋肉に炎症がおこると、筋肉のなかにあるさまざまな物質が血液のなかに流出します。このなかでよく臨床検査に用いられるのが、クレアチンキナーゼ（CK）、アルドラーゼという酵素です。これらは筋肉のなかにだけ存在するため、筋原性酵素とよばれます。

このほか、ミオグロビンという筋肉特有のタンパクも血中に増加します。これらの物質が血液中で増加する場合は、筋肉が壊れていることを意味しているのです。

また、ALT（GPT）やLDHなどの酵素も血中で増加します。このため、よく肝障害と間違えられることもあります。

フェリチンが増加するときは、筋炎が重症のときです。この場合には、白血球や血小板が減る、いわゆる血球貪食《どんしょく》症候群とよばれる状態になります。緊急入院が必要な状況です。

血清検査

抗核抗体はおよそ半数の例で出現します。筋炎では、抗アミノアシルｔ－ＲＮＡ合成酵素（ＡＲＳ）抗体とよばれる特有の自己抗体が出現します。

このなかでは、とくに抗Ｊｏ－１抗体が有名です。ただし、抗Ｊｏ－１抗体が陽性であれば筋炎の診断ができますが、筋炎にかかった患者さんの約20～30％に出現するにすぎません。

このため、この抗体をもっていないからといって筋炎を否定することはできません。

ごく最近になって、急速進行性間質性肺炎を合併する皮膚筋炎の症例で抗ＭＤＡ－５抗体が陽性になることが知られてきました。この抗体が出る場合は重症です。

筋電図

筋炎が疑われるときには、筋肉に細い針を刺して筋電図をとります。もし筋炎であった場合には、特有の所見がみられます。

なお、神経の病気でも筋肉が萎縮しますが、筋電図をとることで、それが筋肉自体の異常によるものか、それとも神経の異常によるものかを区別することができます。

筋生検

筋電図で異常があり、筋炎が強く疑われる場合には、これを確定するために筋生検が行われます。筋生検は、筋電図で異常のあった筋肉を手術的に少しだけ採取し、これを顕微鏡で観察するものです。

筋炎があると、筋線維の破壊や炎症細胞浸潤などがみられ、診断が確定します。

MRI検査

各種画像診断のなかで、MRI検査は筋炎の診断と程度を知るのに役に立ちます。

とくに出血傾向があって、筋生検をしにくい場合などには有用です。

筋炎の診断

間質性肺炎の診断

まず胸部X線撮影が行われますが、間質性肺炎の疑いがあれば胸部CT検査が行われます。

呼吸機能検査は外来で簡便にできる検査です。肺活量や一秒間に吹き出せる量（1秒量）などを測定することで、呼吸機能障害の種類と程度を知ることができます。

爪の先端にパルスオキシメーターとよばれる小さな機械をつけると、血液の酸素飽和度を測ることができます。また、動脈に直接針を刺して動脈血中の酸素や炭酸ガスを測定する検査もあります。

このほか、気管支鏡を用いた気管支肺胞洗浄

●間質性肺炎とは

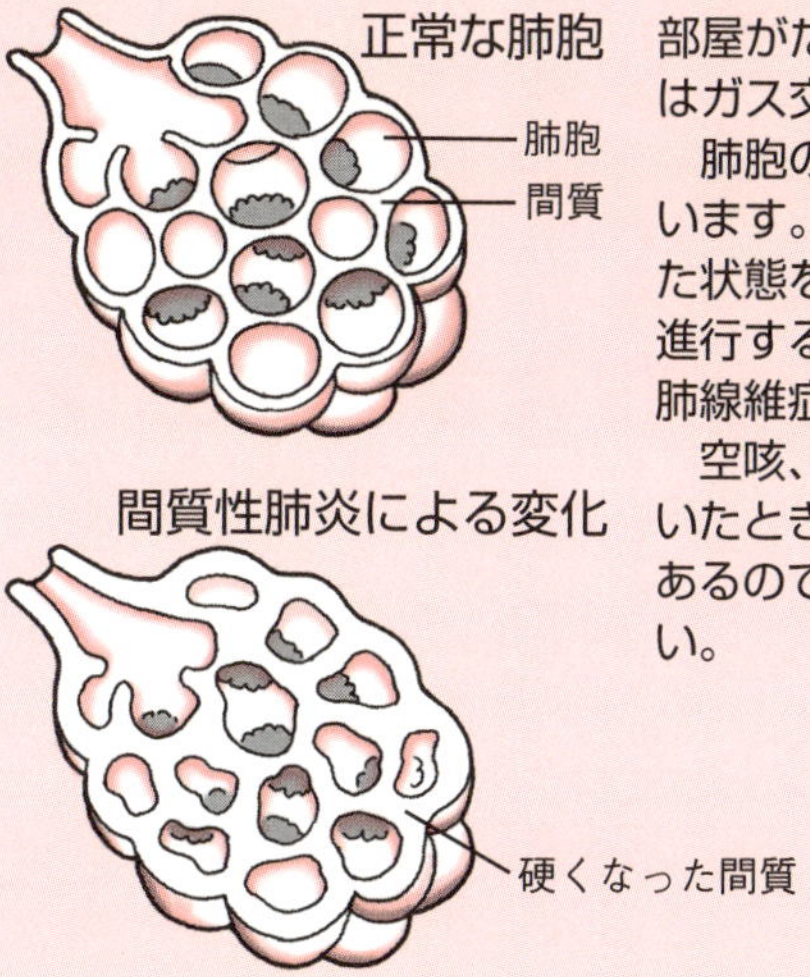

肺の中には、肺胞という小さな部屋がたくさんあります。ここではガス交換が行われています。
肺胞の薄い壁の部分を間質といいます。この間質に炎症がおこった状態を間質性肺炎といいます。進行すると間質が厚く、硬くなり、肺線維症になります。
空咳、息切れなどの症状に気づいたときは、間質性肺炎の疑いがあるので主治医と相談してください。

（ＢＡＬ）や経気管支肺生検が行われることもあります。

血清学的検査では血清ＫＬ－6が用いられます。この検査は日本で開発されたものであり、間質性肺炎の診断に役立つだけでなく、その程度を知ることができ、治療経過をみる際に有用です。

筋炎とまぎらわしい病気

筋炎といちばん間違えやすいのは甲状腺機能低下症です。この病気でもクレアチンキナーゼ（ＣＫ）やアルドラーゼなどの筋原性酵素が血中で増加します。しかし、甲状腺ホルモンを測定することで区別することができます。

筋ジストロフィーという筋肉の病気でも筋原性酵素の増加がみられます。しかし、この病気の大半は遺伝性ですので、区別するのはそうむずかしくありません。

重症筋無力症でも筋力が低下しますが、この病気では眼に症状が出るのが特徴的です。まぶたを吊り上げる筋肉が侵されるために、まぶたが下がってきます。しかし、血液検査では筋原性酵素は増加しません。

このほか、筋原性酵素が血中に増加する病気としては、心筋梗塞、薬剤性横紋筋融解症、ウイルス性筋炎などがありますが、診断は専門医にとってそうむずかしいものではありません。

封入体性《ふうにゅうたいせい》筋炎は高齢の男性に多く、数年にわたってゆっくりと進行すること、非対称性で心臓から遠い遠位筋群の病変が目立つことなどから区別することができます。

皮膚筋炎と悪性腫瘍

大人にみられる皮膚筋炎では、そのうちの約30％に腫瘍を合併するとの報告があります。この傾向は年をとるともっとはっきりし、50歳を超えると約50％ともいわれています。

合併する悪性腫瘍の種類ですが、固形がんであれば何でもみられます。このため、中年以降の皮膚筋炎の患者さんの場合には、悪性腫瘍の検索をすることが大切になります。

注意してください。

嚥下《えんげ》困難があるときには、誤嚥しないように注意しなければなりません。食事もできるだけのみ込みやすいものにしてください。誤嚥すると、肺炎をおこすことがあります。

筋炎の治療

安静とリハビリテーション

筋炎の活動性が高いときには安静が原則です。ただし、筋肉の萎縮を防止する意味で、ストレッチ体操をすることはむしろ望ましいことです。筋炎が治療によって改善してきたら、少しずつリハビリテーションを開始します。めやすは「翌日に疲れが残らない」くらいであり、しかも血液検査でクレアチンキナーゼ（ＣＫ）が上昇しない程度にすることが大切です。

また、筋力低下がある間は転倒しやすいので、

ステロイド

治療の第一選択薬剤はステロイドです。できるだけ早く診断をして、早期から積極的な治療をすることが勧められます。筋炎が進行してしまうと、筋萎縮が起こってしまうからです。

病気の程度に応じて体重１kg当たり０・５〜１mgのプレドニゾロン（プレドニン）が用いられます。重症例には、ステロイド・パルス療法（179頁参照）が行われることもあります。

ステロイドの初期量は、１カ月前後は継続するのがふつうです。

筋原性酵素が正常化するとステロイドの減量が始まりますが、症状や検査所見をみながら１カ月あたり10〜20％のペースで行われます。

プレドニゾロンが15mg以下でコントロールできない場合は、免疫抑制薬が併用されることがあります。

免疫抑制薬

ステロイドだけではコントロールが不可能な場合や、進行性の間質性肺炎などの合併症がある場合には、免疫抑制薬が用いられます。

治療抵抗性の筋炎に対しては、メトトレキサ

●炎症を抑えて筋力低下を改善する

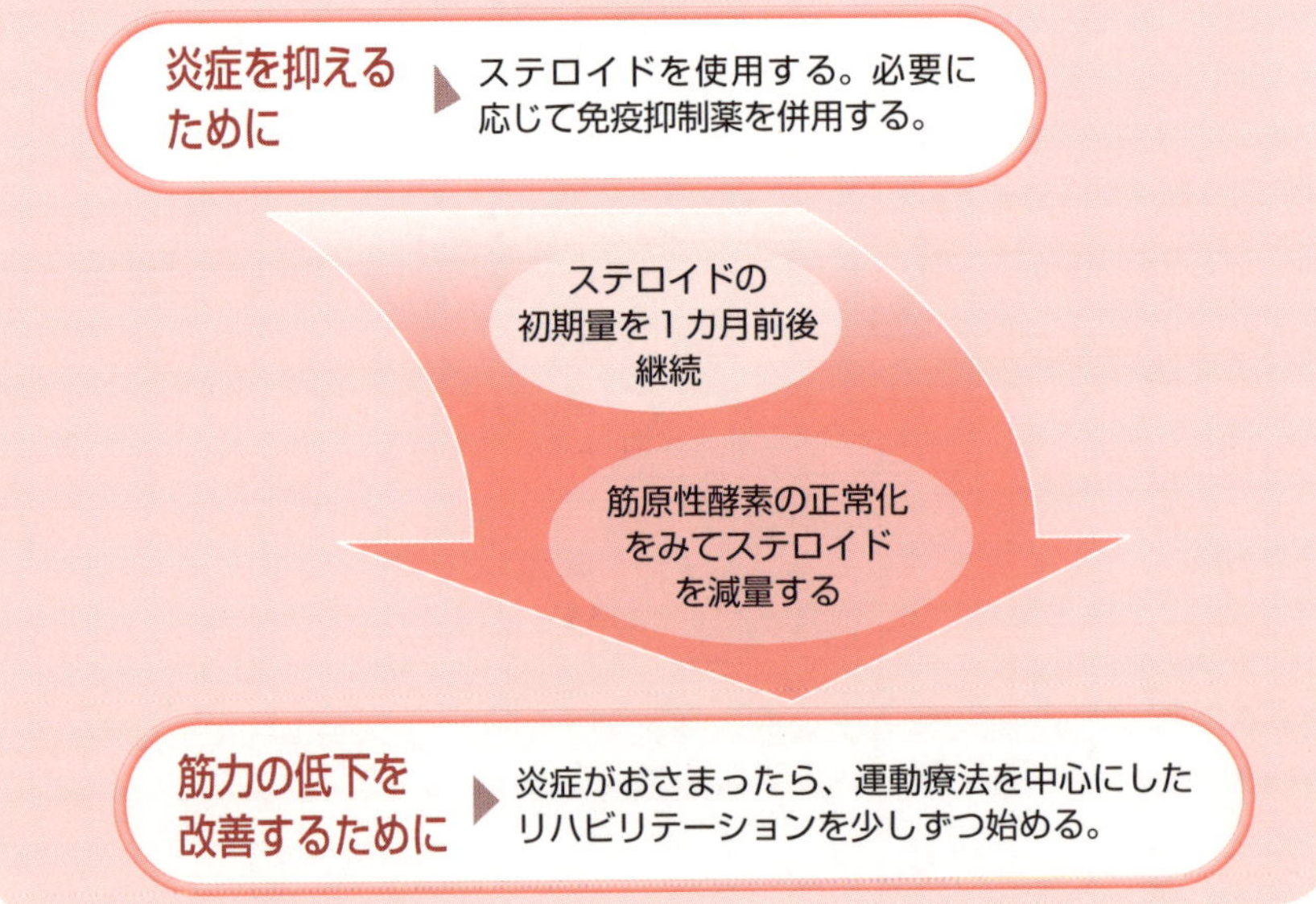
炎症を抑えるために
ステロイドを使用する。必要に応じて免疫抑制薬を併用する。
ステロイドの初期量を１カ月前後継続
筋原性酵素の正常化をみてステロイドを減量する
筋力の低下を改善するために
炎症がおさまったら、運動療法を中心にしたリハビリテーションを少しずつ始める。

ート（メソトレキセート）、アザチオプリン（イムラン、アザニン）などの免疫抑制薬が用いられます（（ ）内は商品名、以下同じ）。また、ガンマグロブリン大量点滴静注療法が有効な場合があります。特にステロイドの有効性が十分にみられない場合や、高齢者、妊娠例に対して、ステロイド投与とともに行われます。

間質性肺炎を合併している場合には、シクロホスファミド（エンドキサン）やシクロスポリン（ネオーラル）、タクロリムス（プログラフ）などの免疫抑制薬が使われます。前者は点滴、後者は経口投与です。特に、筋炎に合併する間質性肺炎に対して、はじめからタクロリムスをステロイドと併用することで、高い有効性が得られます。

間質性肺炎が急激に進行する場合には、ステロイド、タクロリムス、シクロホスファミドの三つを併用することもあり、その有用性が注目されています。ただし、この治療法はまだ保険では承認されていません。

4 強皮症（SSc）

強皮症とはどんな病気なのか

強皮症は全身の臓器に線維化がおこる病気です。なかでも皮膚の硬化が顕著にみられます。皮膚以外では、消化器、肺、腎臓、心臓などにも病変がみられることがあります。病気の広がりから、全身型と限局型とに大別されますが、ここでは全身型についてのみ説明しましょう。

強皮症の疫学

強皮症は膠原病のなかでもめずらしい部類に属しているといわれています。わが国では、約1万人前後の患者さんがいると推測されています。性別でみると、女性に多い傾向があります。発症しやすい年齢は30～40歳代です。しかし、ゆっくりと発症が進む場合には、もう少し年をとってからわかる場合もあります。

強皮症の原因は不明ですが、１９６０年代に乳房形成術でシリコンを注入した人に強皮症とよく似た症状が出ることが知られています。ただし、最近はシリコンを袋にいれて皮下に埋め込むようになったので、このようなことはおこらなくなりました。

また、骨髄移植をしたときに移植片対宿主（GVH）反応とよばれる一種の拒絶反応がおこることがありますが、このときにも強皮症とよく似た症状がおこることが報告されています。

このため、強皮症の原因に何らかの環境要因がからんでいることが推測されていますが、それ以上のことはわかっていません。

強皮症ではどんな症状が出るのか

強皮症が疑われる症状としては、レイノー現象、手のむくみやこわばり、関節痛などがあります。とくにレイノー現象は強皮症でよくみられ、その初発症状であることがよくあります。

皮膚硬化

皮膚硬化は、その進行度から三つの時期に分けられます。

①浮《ふ》腫《しゅ》期

指先がソーセージのようにむくんで、全体に腫れあがります。最初のうちは指だけですが、やがて手首を越えて前腕にまで広がります。

このむくみは、むっちりとした硬いもので、押してもへこみません。やがて、顔もむくんできます。

②硬化期

皮膚が硬くなり、皮下脂肪がなくなるために、

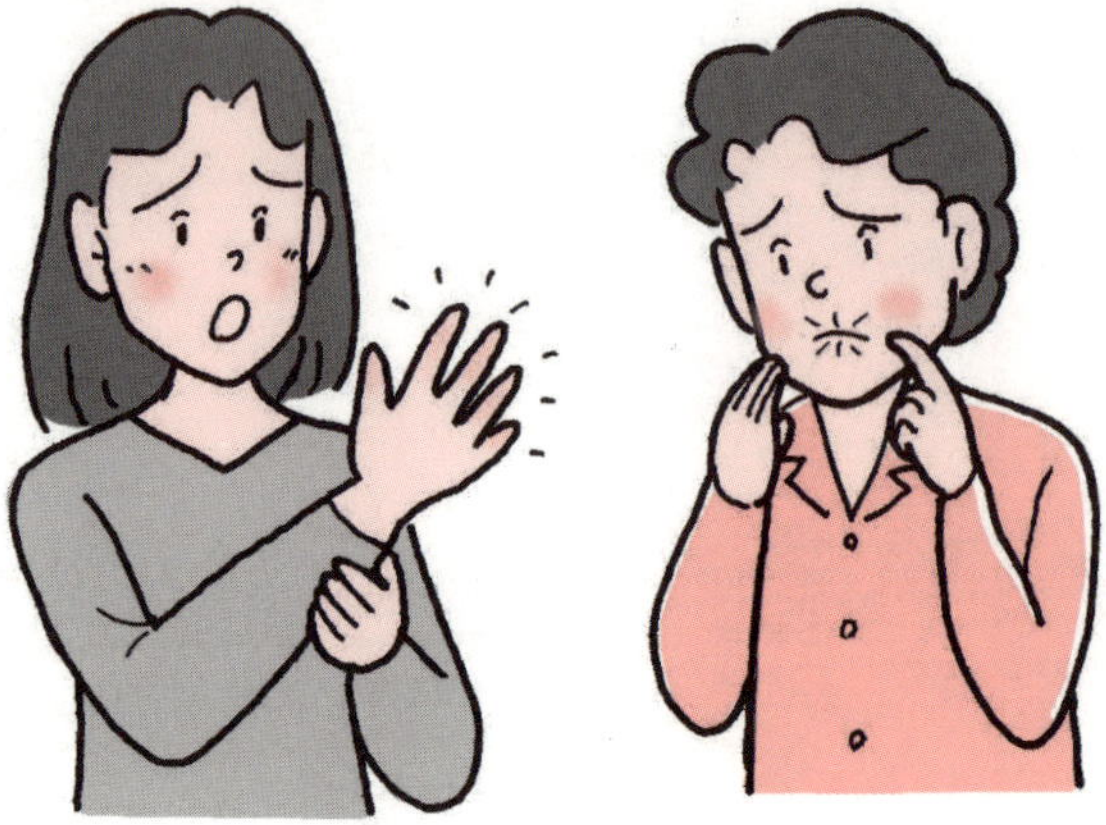

皮膚をつまみあげることができなくなります。
皮膚の光沢も増します。

③萎縮期

皮膚硬化が進行して皮下組織がなくなるため、指先が細くなり、指が曲がったまま伸びなくなります。指先の血液の流れが悪いため、「きず」ができると治りにくく、潰瘍ができます。治った場合にも、指先が虫喰い状に瘢痕《はんこん》化します。

顔は皮膚の硬化のために鼻がとがってみえます。また、口の周りが硬くなるために、口を大きく開けることができなくなります。口の周りにはしわができ、きんちゃく袋のようになることもあります。

舌は舌小帯が短縮するために、舌をもちあげたり、口から突き出したりすることがだんだんにできなくなります。

また、背中や前胸部の皮膚の色が汚くなったり（色素沈着）、白なますのように色素脱失がおこったりします。顔や前胸部の毛細血管が拡

● 強皮症（SSc）にみられる症状 ●

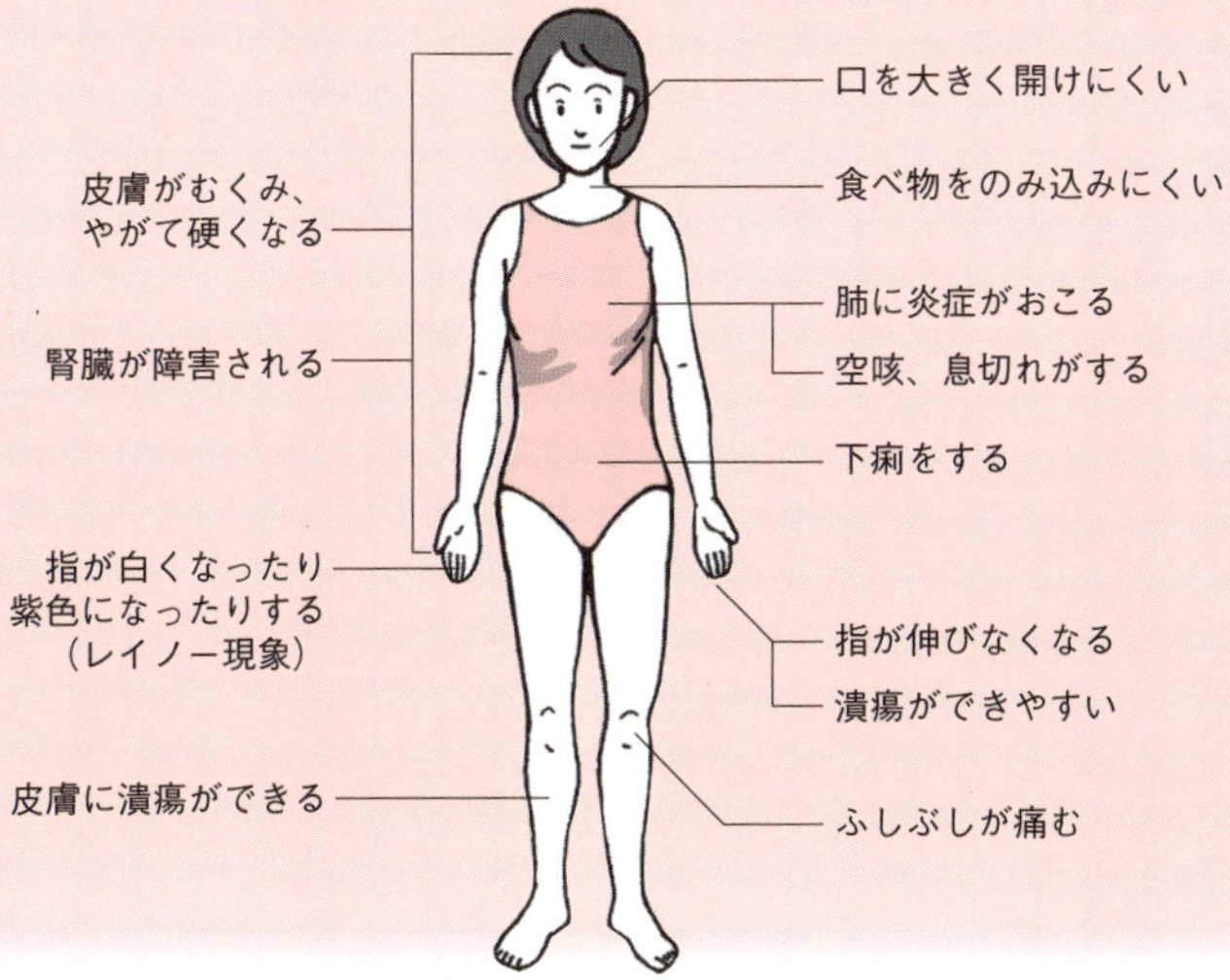

張してちりめん状にみえることもあります。

その他の臓器症状

消化管

食道の平滑筋の線維化がおこると、食道と胃との移行部のしまりが悪くなるために、胃液が逆流し、逆流性食道炎がおこります。

このときは強い「胸やけ」がおこります。また、食道の蠕動《ぜんどう》運動が低下すると、「のみ込みにくい」という症状を訴えることもあります。

腸の壁に線維化がおこると、おなかが張ったり、下痢をしやすくなったりします。

まれに、腸の壁が弱くなるために空気がたまって膨らむ腸管気腫症《きしゅしょう》や偽性憩室症《ぎせいけいしつしょう》などがおこることもあります。

肺

肺に線維化がおこると肺線維症とよばれる状

態になります。進行すると、「空咳《からせき》」、「息切れ」などの症状がみられるようになります。さらに、二次的に心臓に負担がかかるために、心不全をおこすこともあります。これは「肺性心《はいせいしん》」とよばれる状態です。

心臓

心臓の筋肉にも線維化がおこることがあります。心臓の筋肉のなかに、刺激伝導系という、刺激を伝える電線の役割をしている部分があります。そこが線維化すると「断線状態」になり、不整脈をおこすことがあります。

また、心臓の周りに水がたくさんたまる心膜炎をおこすこともあります。

腎臓

強皮症が進行すると、腎臓の血管に線維化が波及します。そうなると、血管が細くなって腎臓への血液の流れが悪くなるために、「強皮症腎」とよばれる状態になります。

これはとても厄介な病態で、ひどい高血圧がおこったり、腎不全になったりします。高血圧のために頭痛がしたり、皮膚がかゆくなったりすることで気づくこともあります。ただし、強皮症腎になるのは全体の10％以下と発症率は低いものです。

強皮症の亜型

CREST《クレスト》症候群という病態があります。これは、次の五つの症状をあわせもったためずらしい病気です。

①皮膚の石灰化
②レイノー現象
③食道の蠕動低下
④手指の硬化
⑤毛細血管拡張

ただ、皮膚硬化の程度は軽く、内臓病変もほとんどおこりません。

強皮症の診断と治療・予後

強皮症の検査と診断

強皮症の診断も症状および検査所見などにより総合的に行います。

皮膚生検

皮膚硬化が疑われる場合には、皮膚生検が行われます。ふつうは前腕伸側から皮膚をごくわずか採取します。顕微鏡で、表皮の萎縮、真皮下の線維化などがあれば診断を確定します。

血液検査

抗核抗体は強皮症の90％以上で陽性になります。

このほか、抗トポイソメラーゼⅠ抗体（抗Sc1－70抗体）が陽性になることがありますが、全例ではありません。しかし、陽性であれば強皮症が強く疑われます。

抗セントロメア抗体はCREST症候群のときに陽性となります。

生化学検査では、間質性肺炎があると血清LDH値が増加するほか、KL－6値も増加します。

強皮症の治療

強皮症の治療は、対症的な治療と、線維化を防止する治療の二つに大別されます。しかし、強皮症の治療にはまだ有効な薬が少ないのが現状です。

対症的治療法

まず、手指を冷やさないことです。そのためには、寒くなったら手袋を着用してください。末梢循環が悪くなると、小さな傷でも治りにくくなってしまいます。

携帯用の「使い捨てカイロ」をいつもポケットに入れておくのもよい方法です。

冬場の炊事や洗濯などでは、冷たい水を使わずに、できるだけ温水を使うようにしましょう。

また、レイノー現象がおこる人の喫煙は厳禁です。たばこのなかのニコチンには、血管を強く収縮させる作用があるので、喫煙をするとレイノー現象が悪化してしまいます。

末梢循環改善薬

末梢の循環をよくするために、カルシウム拮抗薬（アダラートなど）、ビタミンE（ユベラなど）、血小板凝集抑制薬（パナルジン、プレタールなど）などが使われます。

レイノー現象には、経口のプロスタグランジン製剤（プロサイリンなど）が使われます。

このプロスタグランジン製剤を脂肪粒子のなかに封入した注射製剤（リプル、パルクス）は、指先などにできた難治性潰瘍の治療に有効です。

最近では、難治性潰瘍に対して、ホスホジエステラーゼ阻害薬（レバチオ）が有効であることが報告されています。ただし、保険の適応外です。

線維化防止薬

線維化を防止するためには、従来からペニシラミン（メタルカプターゼ）が使われてきましたが、あまり有効ではありません。

ステロイド

ステロイドは、浮腫期や比較的早期の硬化期には有効です。ただし、萎縮期に入ってしまうともう効果はありません。

また、心膜炎、筋炎、間質性肺炎がある場合にもステロイドは使用されます。強皮症腎がおこったときはステロイドの大量投与に加えて降圧剤が使われます。

その他の療法

間質性肺炎に対しては、エンドキサン・パルス療法が行われることがあります。

関節炎には非ステロイド系抗炎症薬が使われます。

また、逆流性食道炎には、H_2ブロッカー（ガスター、ザンタック、タガメットなど）やプロトンポンプインヒビター（タケプロン、オメプラールなど）がよく効きます。

消化管の蠕動低下に対しては、メトクロプラミド（プリンペラン）、モサプリド（ガスモチン）などの消化管機能調節薬が使われます。

強皮症の予後

強皮症の経過は人によって千差万別です。しかし、一般的には、症状が急速に進行するということはありません。

わが国の強皮症の5年生存率は90％台であり、予後は諸外国よりもよい傾向にあります。

しかし、呼吸不全、心不全、腎不全などがおこると、重篤になることがあります。

5 混合性結合組織病（ＭＣＴＤ）

混合性結合組織病とはどんな病気なのか

混合性結合組織病は、膠原病のなかでは新しい病気です。全身性エリテマトーデス（ＳＬＥ）、強皮症、多発性筋炎の三つの病気の臨床症状をあわせもち、しかも抗ＲＮＰ抗体という特殊な抗核抗体をもっている、という特徴があります。

女性に多発し、男女比は１対10をはるかに超えるといわれています。発症年齢は10～60歳代と広いのですが、とくに多いのは20～30歳代の患者さんです。患者さんの数は、全国で一万人弱と推測されています。

混合性結合組織病の症状

必ず現れるといえる症状が、レイノー現象と手指のソーセージ様腫脹です。手の指が付け根から指先まで一様に腫れて、あたかもソーセージのように見えるためにこの名がつきました。

すでに述べたＳＬＥの症状、筋炎の症状、強皮症の症状のうち、少なくとも二つの病気の症状が同時にみられます。長く経過をみていると、

SLEか強皮症のいずれかの病態に近づいていくことが多いのですが、これらの病気の詳細については、それぞれの項を参照してください。

● 混合性結合組織病（MCTD）にみられる症状 ●

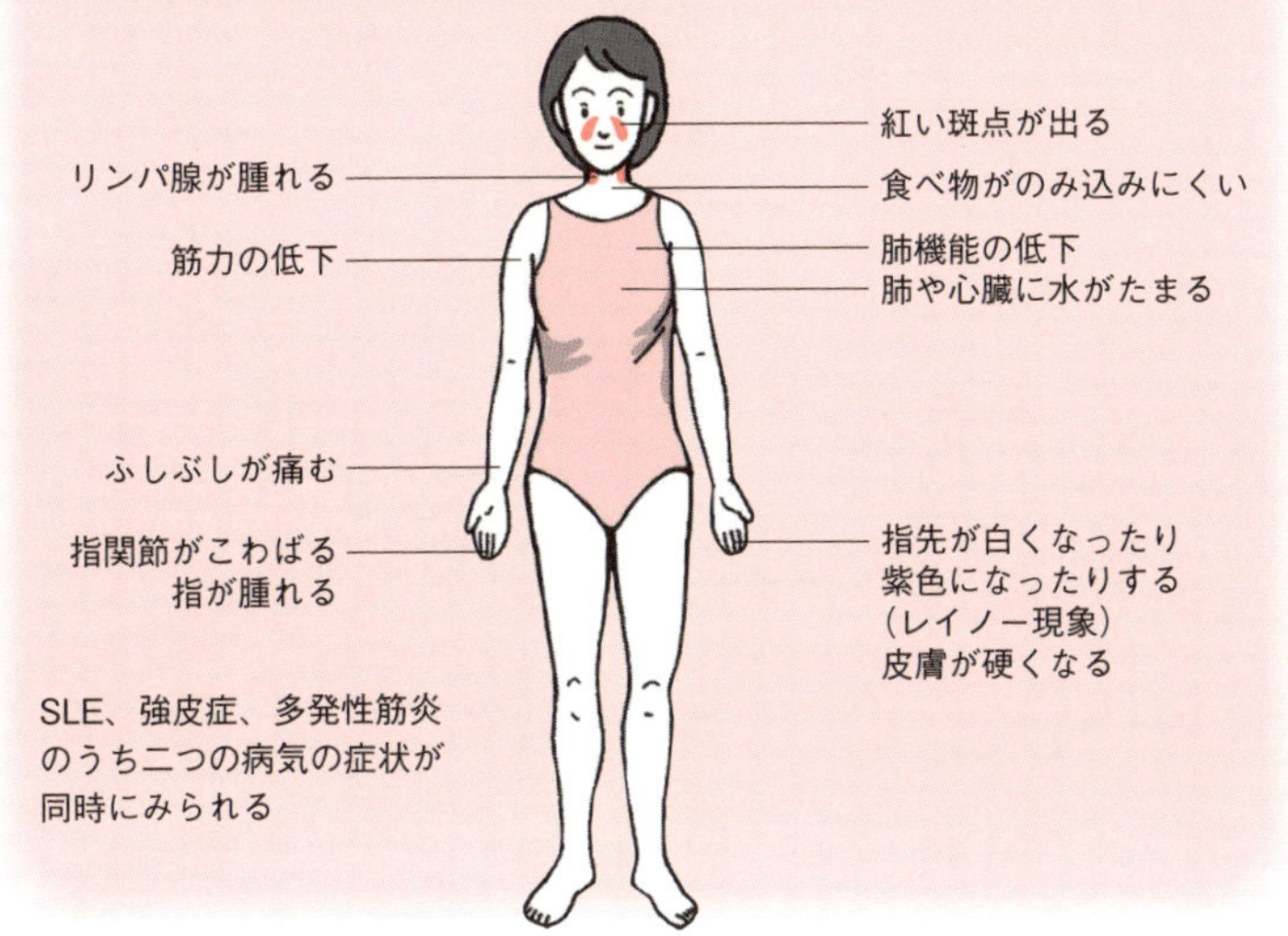

混合性結合組織病で注意が必要なのは肺高血圧症です。これは動悸や息切れなどの症状から見つかります。頻度は5％前後と多くはないのですが、ほとんどの場合は進行性です。

また、関節痛、関節炎も多い症状です。急にリンパ腺が腫れて高熱が出ることもあります。

混合性結合組織病の診断

混合性結合組織病の診断も総合的に行われます。とくにレイノー現象と手指のソーセージ様腫脹をもち、抗RNP抗体が陽性の場合、この病気の確率が高くなります。

抗RNP抗体はSLEなどでも出現することがありますが、SLEでは抗DNA抗体、抗Sm抗体など多様な自己抗体が出現するのに対して、混合性結合組織病では抗RNP抗体だけが陽性という特徴があります。

なお、この抗体は診断には役に立ちますが、病気の活動性とは関係がありません。

混合性結合組織病の治療と予後

膠原病のなかでステロイドがもっともよく効く病気です。少量から中等量のステロイドで多くの症状が改善されますし、減量も比較的容易です。また、腎臓など生命にとって必要不可欠な臓器に病変が及びにくいため、生命予後は良好なことがほとんどです。

ただし例外があります。それは肺高血圧症を合併した場合です。この場合には、プロスタグランジン製剤、カルシウム拮抗薬などの血管拡張薬などで強力に治療する必要があります。ステロイドはあまり効きません。なかには免疫抑制薬が効くこともありますが、それほど治療成績はよくありません。

最終的には、進行して在宅酸素療法が必要になることも少なくありません。

ごく軽症の場合には、プロスタグランジン製剤(プロサイリンなど)が用いられます。また、ボセンタン(トラクリア)、アンブリセンタン(ヴォリブリス)というエンドセリン阻害薬が有効であることがわかってきました。

進行例では、ホスホジエステラーゼ阻害薬とよばれるシルデナフィル(レバチオ)、タダラフィル(アドシルカ)が使われます。さらに進行例では、エポプロステノール(フローラン)とよばれる血管拡張薬を持続的に点滴静注する治療法も保険適用されています。

ごく最近、吸入用のイロプロスト(ベンテイビス)が発売されましたが、まだその使い方には一定の見解はありません。

これらの新しい薬剤の開発で、肺高血圧症の予後はかなり改善されつつあります。しかし、依然として肺高血圧症は混合性結合組織病の最大の難治性合併症です。今後、さらによい治療法が開発されることを期待したいものです。

6 血管炎症候群

血管炎症候群とはどんな病気なのか

血管炎症候群には、結節性多発動脈炎、顕微鏡的多発血管炎、好酸球性多発血管炎性肉芽腫《にくげしゅ》症（旧名はアレルギー性肉芽腫性血管炎あるいはチャーグ・ストラウス症候群）、多発血管炎性肉芽腫症（旧名はウェゲナー肉芽腫症）、高安病、過敏性血管炎、巨細胞性動脈炎（側頭動脈炎）、バージャー病、川崎病などの病気が含まれます。

いずれの病気も血管の壁に強い炎症がおこる点で共通しています。また、血管の壁に壊死《えし》がおこるので、壊死性血管炎ともよばれています。

結節性多発動脈炎（PN）

結節性多発動脈炎は専門的にはPNともよばれています。動脈のなかでも、中くらいの太さの血管が侵されやすく、炎症をおこしたあとがあちこちでこぶのようになるので、この名前がついています。

この病気は、男女比がほぼ等しい点で、他の膠原病とは異なります。好発年齢は50～60歳代です。

この病気はきわめてめずらしい病気で、わが国の患者さんは約2000人弱しかいません。このため、診断がつくまでに時間がかかってしまい、重症になることが少なくありません。

病気の原因は不明です。ただし、血管の壁には抗原と抗体の結合物である免疫複合体が沈着しているので、何らかの抗原の侵入が病気の発症に関係しているのかもしれません。

結節性多発動脈炎の症状

もっとも多いのが発熱です。38度以上の発熱が数週間以上に及び、食欲不振、体重減少や全身倦怠感などの症状を伴います。関節痛や筋肉痛も多くみられる症状です。

また、皮膚に発疹が出ることもあります。紅斑や、皮下結節といって皮下にぐりぐりと触れるこぶのようなものができることがあります。このほか、紫斑やじんま疹様の発疹が出ることもあります。

腎臓に炎症がおこると糸球体腎炎に、ひどいときには腎不全にまで陥ることがあります。この場合には、高血圧もみられます。

血管がつまると、心臓では心筋梗塞、おなかでは腸間膜動脈血栓症、脳では脳梗塞などをおこして重篤になります。

神経が侵されると、四肢末端にひどい「しびれ」がおこります。この場合は神経自体が侵されるのではなく、神経に栄養を送っている血管が炎症をおこして詰まるために生じます。

このほか、虹彩炎、強膜炎、副睾丸炎など、多様な症状をおこす可能性があります。

結節性多発動脈炎の検査と診断

血液検査では、血沈の亢進とCRPの高値が特徴的です。その他、白血球増加、貧血、血小板増加などもみられます。

血清検査では、抗核抗体も含めて自己抗体が陰性であることがほとんどです。これは、他の膠原病と比べると対照的です。

尿検査では、腎炎になると尿タンパクが陽性となり、尿沈渣で、赤血球、白血球、円柱（尿中のタンパクがトコロテンのように固まったもの）などがみられます。

この病気の診断を確定するために生検が行われることがあります。生検する組織としては、皮膚、筋肉、腎臓、神経などがありますが、いずれもそこに病変があることが疑われたときにかぎります。

ただし、血管の炎症は不連続的におこるため、生検した組織のなかに血管炎が見つからないこともあります。

尿検査で異常がある場合には腎血管造影が行われることもあります。典型的な特徴としては、腎臓の細い血管にこぶ（＝微小動脈瘤）をみることができます。

腎生検よりもからだにかかる負担が少なく、しかも診断できる確率が高いので、尿所見で血液が混じっているときには腎血管造影を行います。ただし造影剤を使うので、ヨードアレルギーのある人には行えません。

その他の血管炎症候群

顕微鏡的多発血管炎（MPA）

英語（Microscopic Polyangiitis）の頭文字をとってMPAとよばれることもあります。わが国では約8000人の患者がおり、60～70歳代の比較的年齢の高い層におこります。わが国ではもっとも多いタイプの血管炎です。

症状は肺出血、間質性肺炎と急速進行性糸球体腎炎をおこすのが特徴的です。そのほか、結節性多発動脈炎とよく似た血管炎の症状がみられます。

この病気の特徴は、細い血管が侵されることと、抗好中球細胞質抗体という特有の自己抗体が出現することです。この抗体には、ミエロペルオキシダーゼ（ＭＰＯ）に対する抗体（ＭＰＯ－ＡＮＣＡ）と、プロテイナーゼ３（ＰＲ３）に対する抗体（ＰＲ３－ＡＮＣＡ）とがありますが、顕微鏡的多発動脈炎ではＭＰＯ－ＡＮＣＡが陽性になります。

この病気は高齢者に多く、肺、腎臓などの多臓器に病変がみられるため、早期発見・早期治療が重要です。

好酸球性多発血管炎性肉芽腫症（ＥＧＰＡ）

英語の病名Eosinophilic Granulomatosis with Polyangiitisの頭文字を取ってＥＧＰＡとも呼ばれます。以前はアレルギー性肉芽腫性血管炎あるいはチャーグ・シュトラウス症候群ともよばれていました。珍しい病気で、わが国の患者数は約２０００人前後といわれています。

何らかのアレルギーが病気の発症に関わっていることが推測されています。一部の症例では、抗甲状腺薬（プロピルチオウラシル）の服用との関与がいわれています。

この病気では、気管支ぜんそくやアレルギー性鼻炎を合併するのが特徴です。特に、気管支ぜんそくやアレルギー性鼻炎が長い期間続いたのちに発症することが少なくありません。

このほか、肺炎や多発性神経炎、心不全、消化管虚血などもよくおこし、重症になることも少なくありません。

検査では、血沈の亢進、ＣＲＰ高値に加えて、好酸球という白血球の一種の増加がみられます。また、増加した好酸球が壊れるために、血清中に好酸球を産生源とするＥＣＰという物質の増加もみられます。ＭＰＯ－ＡＮＣＡに対する抗体は約30％にみられます。

診断は症状と検査から総合的に行います。

多発血管性肉芽腫症（ＧＰＡ）（ウェゲナー肉芽腫症）

英語ではGranulomatosis with Polyangiitisといわれ、その頭文字を取ってＧＰＡと略されます。以前はウェゲナー肉芽腫症とよばれていました。

この病気も珍しく、全国でも患者数は約２０００人前後とされ、40～60歳代にみられます。壊疽《えそ》性鼻炎、肺炎、腎炎を特徴とする病気です。この病気では多数の臓器に肉芽腫を伴う血管炎がおこります。

とくに、炎症は鼻、肺などの気道から始まります。気道を介するアレルギー反応が「引き金」となっている可能性が大きいのですが、くわしいことはわかっていません。

鼻出血、鼻閉《びへい》、膿性鼻汁《のうせいびじゅう》などの鼻炎症状や、咳《せき》、痰《たん》、喀血《かっけつ》などの肺炎症状がみられます。また、眼では強膜炎、眼球突出などの症状が、耳では両側中耳炎、難聴などの症状が出ることがあります。

腎炎もよくみられ、放置すると腎不全になることもあります。

検査では、前頁で述べたＰＲ３－ＡＮＣＡという自己抗体が出るのが特徴です。

診断は、症状、検査所見、生検の結果などから総合的に判定します。

高安病（大動脈炎症候群）

俗に「脈なし病」といわれています。日本の眼科医の高安右人先生が特徴的な眼底所見をもつ症候群を見つけたことにちなんでいます。

この病気では、大動脈とその分枝に血管炎がおこるために、血管が狭くなって虚血症状をおこすのが特徴です。このため、以前には大動脈炎症候群ともよばれていました。

また、若い女性に多く、わが国には約５０００人の患者がいるとされています。原因はわかりませんが、日本に多く、欧米には少ない傾向があります。

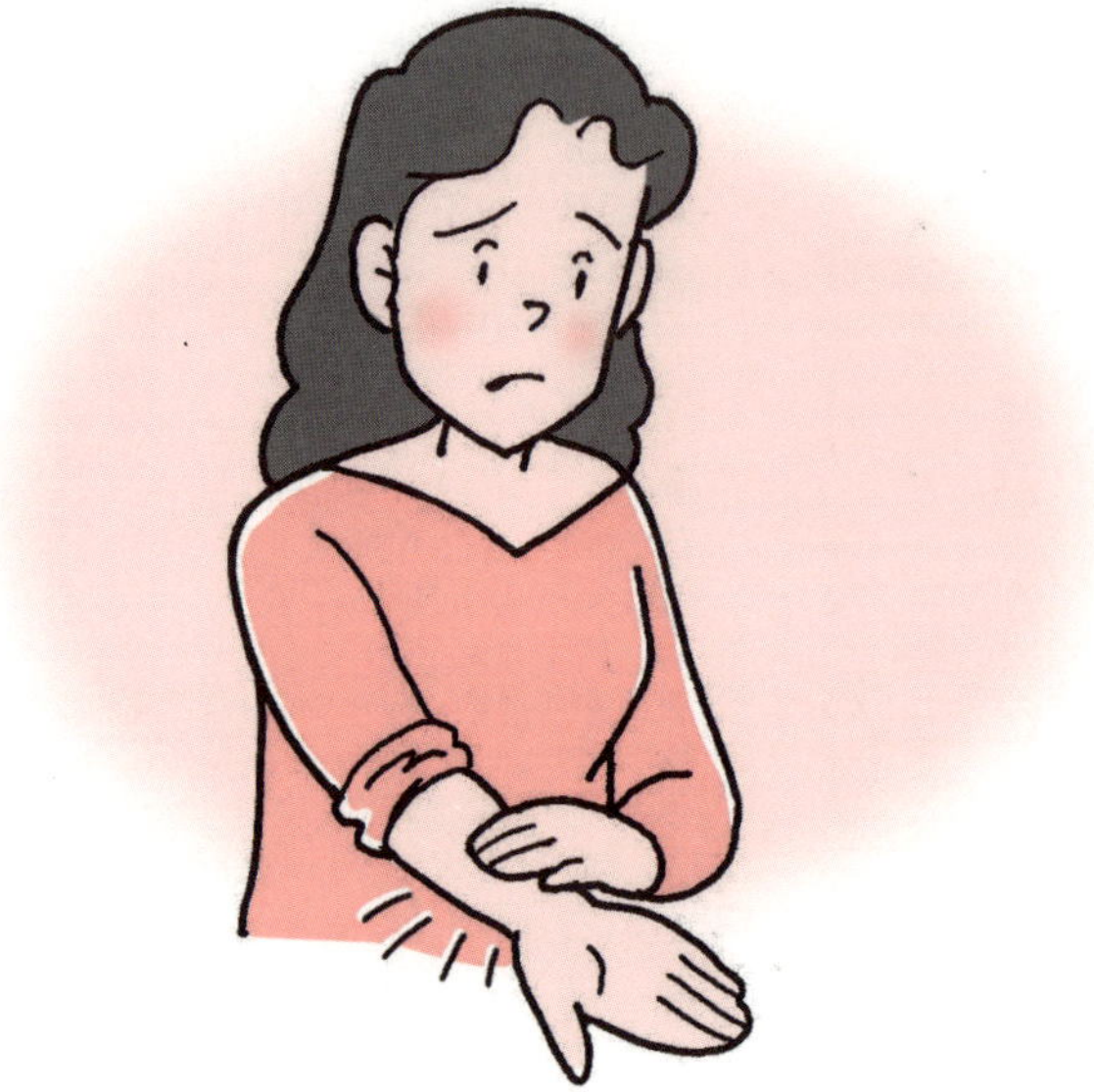

脈拍や血圧の左右差がみられ、ひどいときには手首の脈が触れなくなることもあります。「脈なし病」と言われるゆえんです。手の血流が悪くなるために、手がしびれたり、動かすと疲れたりするようになります。

また、胸部や頸部では、聴診器をあてたときに血管が狭くなっている部位の付近で、強い血管雑音を聴くことができます。頭部の虚血症状としては、めまいと失神がみられます。

この病気の初期には、微熱、全身倦怠感などの症状がみられますが、少し進行すると頸の血管に一致して圧痛がみられるようになります。ですから、慣れたお医者さんは患者さんの頸を触るだけで診断できることがあるほどです。

血液検査では、高安病に特徴的なものはありません。炎症の程度は、血沈、ＣＲＰなどから推測できます。

診断を確定するためにはＭＲＩ検査が役に立ちます。血管の炎症の程度、拡張や狭窄《きょうさく》している部位などがわかります。

最近ではＰＥＴ検査も診断に有用であることが明らかにされています。

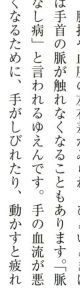

巨細胞動脈炎（側頭動脈炎）

中・高年者に多くみられ、側頭部の血管が侵されるために、その部分に痛みがあります。また、食べ物を噛んでいるうちにあごが疲れるとか、視力障害が出るとかすることもあります。

わが国には５００人前後の患者しかいません。なかには、リウマチ性多発筋痛症（ＰＭＲ）という、多発性の筋肉痛と発熱を特徴とする病気を合併することがあります。

バージャー病

四肢や指などの血管がつまってしまい、治りにくい潰瘍ができる病気で、全国に1万人程度の患者さんがおり、圧倒的に男性が多いことが特徴です。特に、30～40歳代の男性に多く見られ、喫煙との関係があるといわれています。

手足の冷え、しびれなどから始まります。そのうちに、長い距離を歩くと足が痛くて歩けなくなるけれど、一休みすると痛みが軽くなって歩けるようになる（間欠性《かんけつせい》跛行《はこう》）のが特徴です。進行すると、激しい痛みを起こしたり、皮膚の潰瘍ができたりします。ひどいと四肢の切断を余儀なくされる場合もあります。

動脈硬化でみられる閉塞性動脈硬化症と区別するためには、血管造影が役に立ちます。

川崎病

子どもに多い病気で、発熱、発疹、リンパ腺の腫れなどの症状がみられます。年間約1万人の患者が新たに発症します。

ふつうは1カ月程度でよくなります。しかし、後から心臓の冠状動脈に血管炎をおこして心筋梗塞の原因となることがあるので要注意です。

過敏性血管炎

薬剤アレルギーが関係しておこる血管炎です。薬剤服用後に発熱、発疹などの症状が出てきます。原因薬剤としては、ペニシリン、クロロマイセチンなどの抗生物質や、サルファ剤などの抗菌薬があります。

血管炎症候群の治療

ステロイドが第一選択薬剤として用いられます。しかし、ステロイドだけでは有効性が十分でない場合が多く、その場合には免疫抑制薬が積極的に用いられます。

ステロイドは、炎症が強いときには、プレドニゾロン換算で、経口で0・8〜1・0㎎/kgが用いられます。通常は4週間前後継続し、炎症がコントロールできてきたら漸減します。

経口ステロイドの効果が十分でない場合には、ステロイド・パルス療法（179頁参照）もよく用いられます。

それでも効果が不十分な場合には、免疫抑制薬のシクロホスファミド（エンドキサン）です。特に、炎症が強い場合には、エンドキサン・パルス療法（181頁参照）が行われます。

免疫抑制薬としては、このほかにメトトレキサート、アザチオプリン（イムラン、アザニン）、シクロスポリン（ネオーラル）、タクロリムス（プログラフ）などが使われることもあります。

一部の血管炎症候群（特に川崎病）では、ガンマグロブリン大量静注療法が有効であることもわかっています。

最近では、悪性リンパ腫の治療薬であるリツキシマブ（リツキサン）や関節リウマチの治療に用いられるトシリズマブ（アクテムラ）の有効性が報告されており、期待がもたれています。

7 シェーグレン症候群（SS）

シェーグレン症候群とはどんな病気なのか

シェーグレン症候群は、乾燥性角結膜炎、慢性唾液腺炎を特徴とする病気です。

一部の患者さんでは、関節リウマチをはじめとする膠原病を合併することがあります。スウェーデンの眼科医シェーグレンは、眼科の外来中に、関節リウマチで眼の乾燥感を訴える患者さんがいることに気がつき、それ以来、この病気はシェーグレン症候群とよばれるようになったのです。

シェーグレン症候群には、膠原病の合併がみられない一次性とよばれるタイプと、ほかの膠原病と合併する二次性とよばれるタイプとがあります。

二次性に合併する膠原病としては、関節リウマチがいちばん多く、次いでＳＬＥ、混合性結合組織病、強皮症、多発性筋炎／皮膚筋炎などがあります。

一次性には、涙腺《るいせん》・唾液腺のみに病変がかぎられる腺型と、病変がリンパ節・肺・肝・腎などに波及する腺外型とに分けられます。

この病気の患者数は、わが国では2万人弱とされています。

性別でみると女性が圧倒的に多く、男女比は1対10をはるかに超えています。

発症年齢は40～50歳代が多いのですが、症状がゆっくりと出るために、実際に受診するのはもっと後になることが多いようです。

シェーグレン症候群の症状

シェーグレン症候群では、外分泌腺に炎症がおこるため、分泌液が減少することによる乾燥症状が中心です。

ただし、高齢者や、節遮断薬《せつしゃだん》、向精神薬などの薬の使用によっても乾燥症を呈することがあるので、注意を要します。

眼

涙腺の炎症によって涙液の量が減ります。涙液は角膜を覆うフィルムのようなものですから、涙液が減ると角膜の表面にキズができやすくなってしまいます。

また、「眼がごろごろする」、「目やにが多くなった」、「光がまぶしい」などの症状が出てきます。充血もおこりやすくなります。

口

唾液腺にも炎症がおこります。唾液の分泌が減少するために、「口がかわく」、「水がないと食事がしにくい」、「むし歯が多くなった」などの症状が出ます。唾液には抗菌物質が入っていますから、唾液が減るとむし歯が多くなってしまうのです。

唾液腺の腫れ

シェーグレン症候群では耳下腺が腫れることがあります。この場合は両側が一度に腫れるため、よく「おたふくかぜ（＝流行性耳下腺炎）」

● シェーグレン症候群（SS）にみられる症状 ●

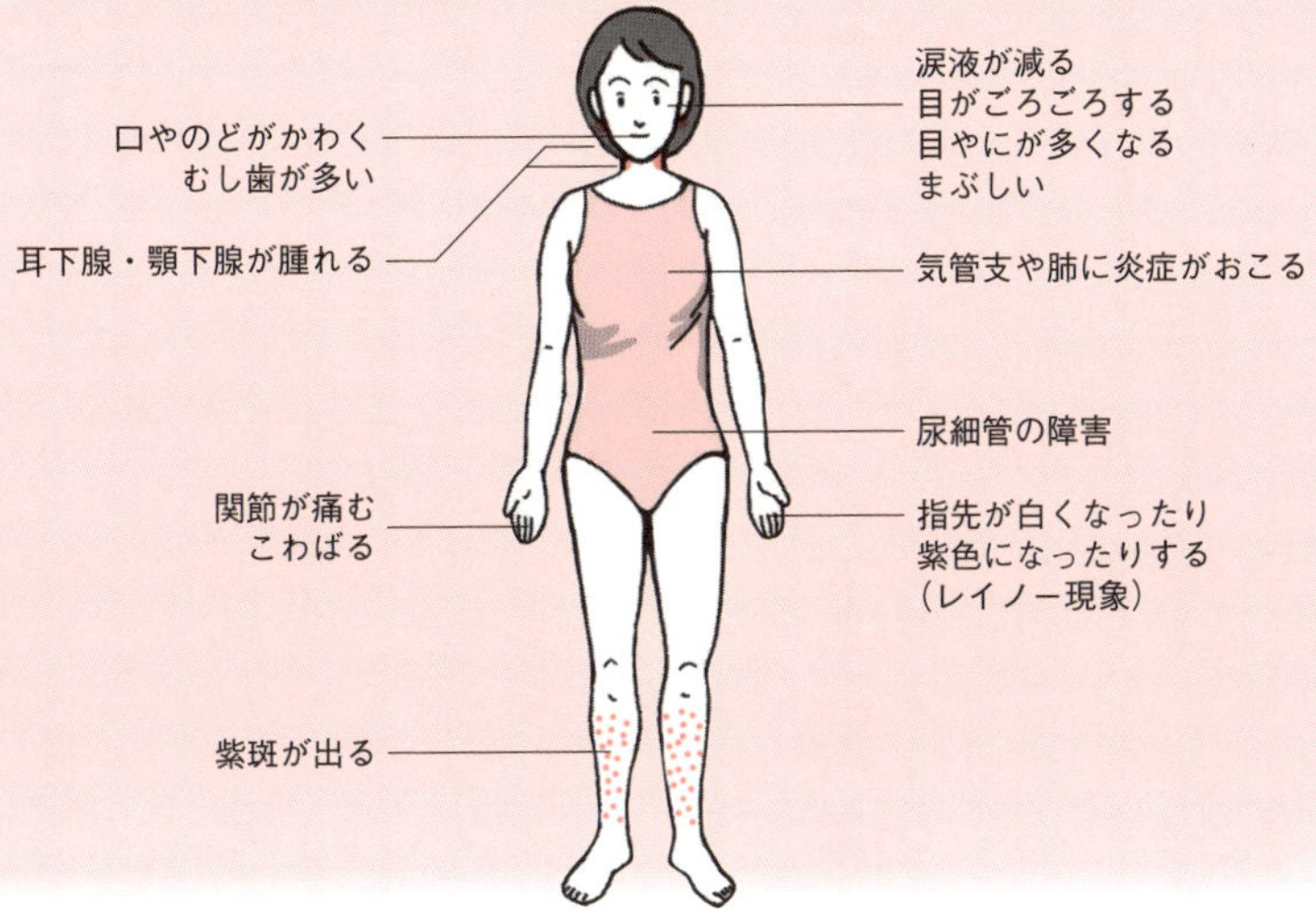

と間違えられることがあります。ときには片側だけが腫れることもあり、その場合には唾液腺のなかに石ができる唾石症との見分けが必要になることもあります。

ひどい場合には顎下腺《がっかせん》も腫れることがあります。

その他の症状

気道が乾燥すると咽頭炎や気管支炎がおこり、声がかれたり、咳が出やすくなったりします。また、膣の分泌液が減るために、夫婦生活に支障が出る場合もあります。汗腺におこる変化のために汗が出にくいという人もまれにいます。

関節痛はよくみられる症状ですが、一般にはあまりひどくなりません。しかし、なかには関節リウマチを発症することもありますので、対称性で多発性の関節炎がおこってきた場合には関節リウマチの合併を考える必要があります。

微熱、全身倦怠感などもよくみられる症状です。

レイノー現象、紫斑、リンパ腺の腫れなどがおこることもあります。とくにリンパ腺があちこち腫れてきて、その腫れがひかない場合には専門医に受診してください。まれですが悪性リンパ腫を合併していることがあります。

シェーグレン症候群では薬剤アレルギーが多い傾向があるので、やたらに薬をのむのは考えものです。のみたい薬があれば主治医と相談してください。

腺外症状

シェーグレン症候群では、甲状腺が腫れることがよくあります。多いのは甲状腺ホルモンが欠乏する橋本病ですが、逆に甲状腺ホルモンが出すぎるバセドウ病がおこることもあります。

このほか、間質性肺炎、原発性胆汁性肝硬変、腎尿細管性アシドーシスなどが、まれにおこることもあります。

シェーグレン症候群の診断と治療

シェーグレン症候群の検査と診断

シェーグレン症候群でみられる乾燥症状を証明するために、いろいろな検査が行われます。

眼科的検査

涙液分泌能をみるために、ろ紙を眼のふちにおき、その濡れ具合を測ります（シャーマーまたはシルマー試験）。5分間に5㎜以下であると涙の量が少ないと判定されます。

そのほか、細隙灯顕微鏡《さいげきとう》とよばれる装置を用いて角膜表面のキズの有無を調べる検査もあります。これは、用いる色素の違いで、ローズベンガル試験、蛍光色素（フルオレセイン）試験などとよばれています。

唾液分泌能検査

ガムテストといって、ガムを噛ませながら唾液の分泌量を測定する検査があります。このほか、サクソンテストという方法もあります。

ガムテストで唾液分泌に低下がみられる場合には、唾液腺シンチグラフィー、口唇小唾液腺生検などが行われます。

口唇小唾液腺生検は、唇の内側を切って、そこから小唾液腺を採取するものです。採取した生検組織を顕微鏡でみて、唾液腺における炎症の有無を調べます。

血液検査

シェーグレン症候群の場合、血液検査では血沈の亢進がみられます。これは炎症があるからではなく、血液中のガンマグロブリンが増加しているためです。

自己抗体では、リウマトイド因子と抗核抗体が高率にみられます。また、この病気では抗SS－A抗体、抗SS－B抗体とよばれる特殊な抗体が出現します。とくに抗SS－B抗体は、シェーグレン症候群のみにみられる自己抗体です。

ただし、全例で陽性になるわけではないので、陽性になればシェーグレン症候群が強く疑われますが、陰性だからといってこの病気を否定することはできません。

シェーグレン症候群とよく似た病気

シェーグレン症候群とよく似た病気にIgＧ４関連疾患があり、指定難病のひとつです。

この病気でも涙腺や唾液腺が腫れるため、シェーグレン症候群と間違うことがあります。このほか、甲状腺、肺、膵臓、腎臓など多くの臓器に病変が出ることがあります。

診断には、組織生検でIgＧ４陽性浸潤細胞があることと、血清IgＧ４値が高いことが必要です。

この病気はステロイドがよく効くことが多いのですが、診断と治療は専門医に任せるほうがよいと思います。

シェーグレン症候群の治療

病変が涙腺や唾液腺にしかない場合、すなわち腺型の場合には、乾燥症に対する治療のみを行います。

眼に対しては人工涙液（ヒアレインなど）の点眼が行われます。人工涙液はふだん持ち歩くことができますが、使用しないときは冷蔵庫に保管してください。なお、ふつうの人工涙液には防腐剤が入っているので、あまり点眼しすぎると、かえって炎症をおこしてしまうことがあります。その場合には、防腐剤の入っていない、使い捨ての人工涙液（ヒアレインミニ）があります。

口に対しては人工唾液（サリベート）があります。スプレーでシュッと噴霧するものです。ただし、患者さんによっては味が気になる場合もあるようです。

のみ薬としては、塩酸セビメリン（エボザック）が使われます。その他、保険適用はありませんが、漢方薬の麦門冬湯《ばくもんどうとう》がよい場合もあります。

乾燥しやすい冬場を快適にすごすコツ

不快症状は、ちょっとした工夫でやわらげることができます。

●こまめなうがいや歯みがき

口やのどの乾燥やむし歯予防に効果がある。

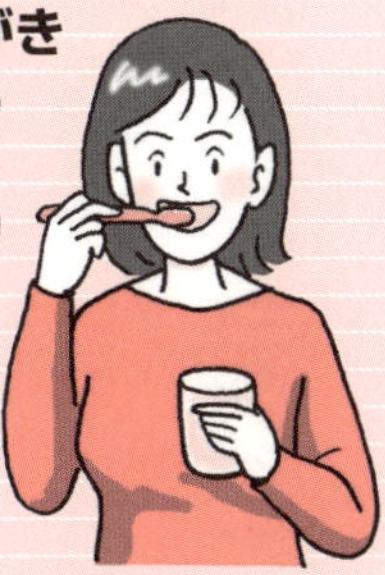

●人工涙液の点眼

涙に近い成分の点眼薬を使う。

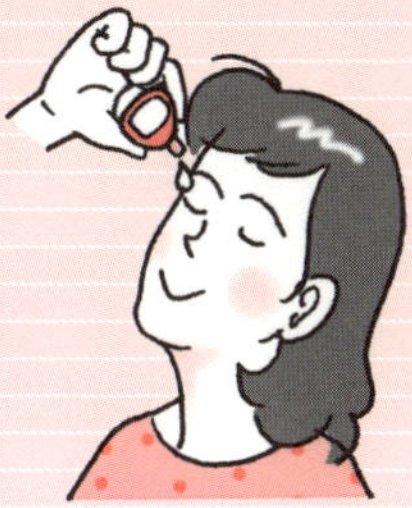

●加湿器で湿度を保つ

湿度が低いと乾燥症状を強める。

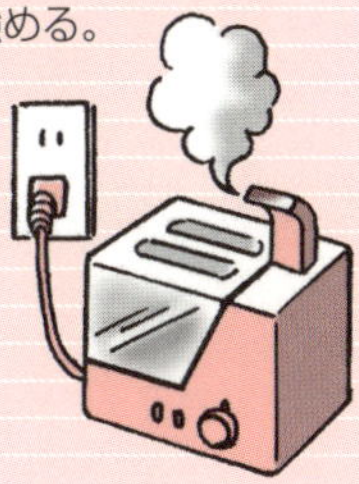

●ペットボトルを持ち歩く

人工唾液を使わなくてもお茶や水で十分。ペットボトルを持ち歩き、こまめに口を湿らせる。

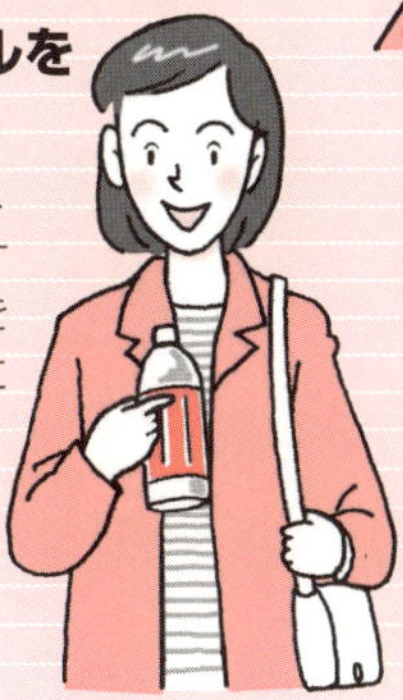

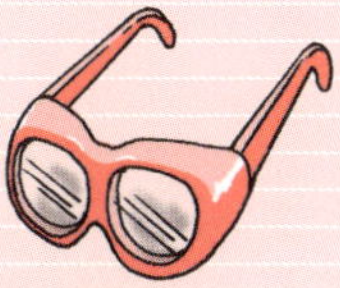

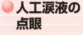

●ドライアイ用のメガネを活用

ドライアイ用のメガネは、目の周りをすっぽり覆うので風よけに使う。

ステロイドは腺型には使いません。ステロイドで乾燥症が軽くなる場合もありますが、減量すると症状が再発してしまうことや、中年女性の多くの患者さんで骨粗しょう症がおこりやすいことなどから、あまり用いられません。

腺外型で、リンパ腺や耳下腺が急激に腫れた場合や間質性肺炎が進行する場合などにかぎり、少量のステロイドが使われることもあります。

8 ベーチェット病

ベーチェット病とはどんな病気なのか

ベーチェット病は、1937年にトルコの皮膚科医のベーチェットによって初めて報告されました。患者さんがトルコから中国、そして日本などの地域に多いことから、シルクロード病ともよばれています。

ただし幸いなことに、最近では重症のベーチェット病の患者さんは減る傾向がみられます。30年前は、若い人が失明する原因の第1位はこのベーチェット病でした。しかし、今では失明までに至る例はきわめて少なくなりました。

わが国には約2万人の患者がいます。男女比はほぼ同じですが、男性のほうが重症化しやすいと言われています。

ベーチェット病の主症状

ベーチェット病には、次の四つの主症状があります。

①再発性アフタ性口内炎
②皮疹

③陰部潰瘍
④眼症状

これら四つの症状がそろったタイプが完全型、そろっていないものを不全型といいます。

再発性アフタ

アフタは痛みを伴い、再発するのが特徴です。口の内側だけでなく、舌のふちなどにもでき、塩気のある食事をするとしみて痛みます。しかし、1~2週間で治ってしまうのがふつうです。

アフタの中心はやや黄色く、まわりは赤くなって盛りあがります。だいたいは浅いものですが、ときには深くえぐられることもあります。

発　疹

結節性紅斑とよばれるタイプの発疹がよくみられます。硬くてしこりのある発疹が手足にできます。押すと痛みがあり、ひどいときはじっとしていても痛んで熱が出ることもあります。

また、ニキビのような発疹が出ることもあります。この病気の場合には、顔だけでなく、前胸部や背部にもニキビのような発疹が出現します。

皮膚過敏性

皮膚が過敏になるために、注射をした針のあとが赤く腫れることがあります。

ひげそり後にニキビ様の発疹が出ることもあります。このため、「かみそり負け」と間違えられることもあります。

外陰部潰瘍

口のなかのアフタと同じように、痛みを伴う潰瘍が外陰部にできます。

男性の場合は陰嚢にできますし、女性の場合には陰唇にできます。したがって、女性の場合にはおしっこをするとしみて痛みを訴えることがあります。

眼病変

ベーチェット病では、眼のいろいろな場所に炎症がおこります。放置しておくと視力が低下します。ひどい場合には失明することもあるので、症状が出たらただちに眼科医に受診してください。

眼の前のほうに炎症がおこった場合には、虹《こう》彩炎《さいえん》、ブドウ膜炎などがおこります。

虹彩とは、カメラに例えると絞りの役割をしているので、炎症がおこると「まぶしい」という症状を訴えます。

また、炎症が急激におこったときは、前房蓄膿といって前房（角膜と水晶体の間）の部分に膿《うみ》がたまることがあります。紅彩炎が繰り返しおこると水晶体と癒着してしまい、そのために緑内障とよばれる状態になることもあります。これは眼のなかの圧力が上がった状態であり、放置すると失明するおそれがあります。

眼球の後ろの部分にも炎症がおこります。網膜・脈絡膜炎という病態です。眼球の後ろの部分はカメラに例えるとフィルムにあたるので、この部分に炎症が生じると視力低下がおこります。

ベーチェット病の副症状

関節炎

リウマチと異なり、ひざなどの大きな関節に単発でみられます。ひどい場合には水がたまって熱をもって腫れるために、化膿性関節炎と間違われて抗生物質を投与されている場合もあります。

静脈炎

下肢の静脈などに炎症をおこすことがあります。炎症をおこした静脈には血栓ができて流れが悪くなり、むくんだり熱をもったりします。

その他の副症状

男性の場合、副睾丸炎をおこして、睾丸に痛みを伴うしこりができることがあります。

ベーチェット病の特殊型

腸管ベーチェット病

小腸と大腸のつなぎ目に回腸とよばれる部分がありますが、そこに潰瘍をおこします。症状としては腹痛、下痢が主です。潰瘍は多発性で、放置すると穿孔《せんこう》をおこして腹膜炎になります。

大腸内視鏡で簡単に診断することができるので、疑いがあるときは早急に検査を受ける必要があります。

血管ベーチェット病

血管ベーチェット病の場合には、動脈にも静脈にも炎症がおこることがあります。

静脈が侵されたときには、上大静脈や下大静脈など血管の太い部分に血栓ができてつまることがあります。動脈の場合には、動脈瘤ができたり内腔の閉塞をおこしたりします。

いずれの場合も重症です。

神経ベーチェット病

中枢神経が侵されるタイプです。中枢神経系に再発性の炎症がおこるために、脳神経麻痺や認知症などの精神症状をおこします。髄膜炎がおこることもあります。

このタイプはとくに治療が効きにくく、重症化しやすい傾向があります。

ベーチェット病の診断と治療

ベーチェット病の診断

主症状がそろった完全型は診断が簡単です。不全型の場合には総合的に診断することが必要になります。

ベーチェット病の症状は一度にすべて出そろうわけではなく、症状が出たり引っ込んだりすることがよくみられます。

診断の補助としては、ＨＬＡ抗原検査があります。ベーチェット病の患者さんではＨＬＡ－Ｂ51という特殊なタイプの抗原をもっている人が、多くみられるためです。

また、急性期には針反応とよばれる試験も陽性になります。この試験では、生理食塩水をツベルクリン反応と同じ要領で前腕の内側に接種すると、注射したところに一致して発赤ができ、真ん中に膿がたまります。この現象はベーチェット病にしかみられません。

ベーチェット病の治療

まず大切なのは、安静を守ってストレスを避けることです。

局所療法

アフタや発疹に対しては、ステロイドの入った軟膏が用いられます。とくにアフタにはアフタッチの貼付やケナログ軟膏の塗布が行われます。

眼科的処置

紅彩炎があるときは、虹彩と水晶体の癒着を防ぐ目的でアトロピンの点眼が行われます。症状が強いときは、ステロイドの点眼薬も用いられます。

ステロイドの内服薬は一時的には効果がありますが、減量するとかえって症状が悪化することもあり、なるべく使用しないで様子をみます。

眼の炎症が強いときは、コルヒチンという痛風発作に用いられる薬や、シクロスポリン（ネオーラル）やシクロホスファミド（エンドキサン）などの免疫抑制薬も使われることがあります。

インフリキシマブ（レミケード）は、もともとはクローン病やリウマチの治療薬として開発されましたが、ベーチェット病でみられる難治性のブドウ膜炎に対してきわめて有効であり、失明に至るのを防止することができます。なお、ブドウ膜とは、紅彩、毛様体、脈絡膜（網膜の外側の膜）の総称です。

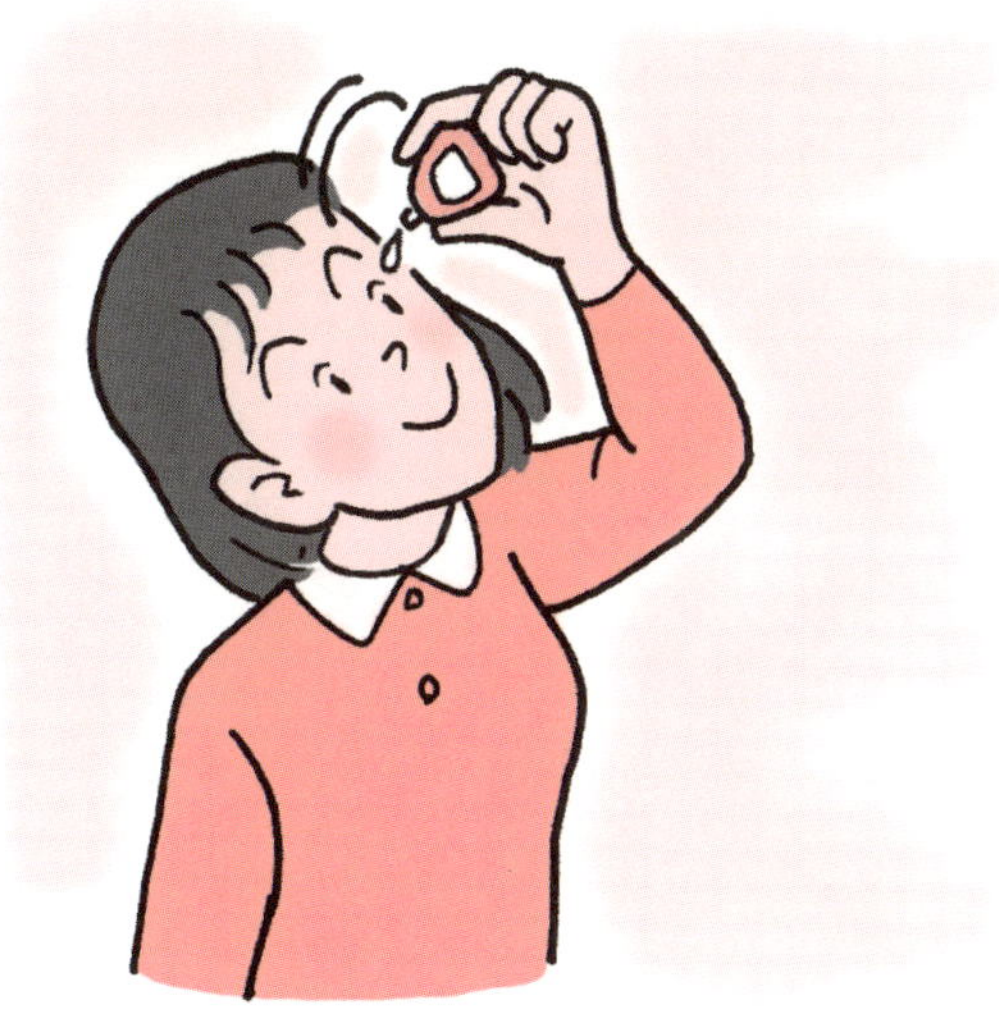

一般的治療

微熱、関節痛などの症状に対しては非ステロイド系抗炎症薬が用いられます。コルヒチンも発作をおさえたり、軽くするのに有効です。それでも十分な効果が出ない場合にはステロイドが使用されます。

特殊型ベーチェット病に対する治療

既存治療が効かない場合、２０１５年からはインフリキシマブ（レミケード）が、腸管型ベーチェット病、血管ベーチェット病、中枢神経ベーチェット病に対して保険適用されました。その結果、きわめて高い有効性がみられています。

①腸管型ベーチェット病

腸管型ベーチェット病の場合には、絶食と中心静脈栄養（心臓近くの大静脈に挿入したカテーテルで点滴する方法）が行われます。また、サラゾスルファピリジン（サラゾピリン）やメサラジン（ペンタサ、アサコール）の経口投与も有効です。

症状がきわめて強いときはステロイドも使用されますが、腸に穴があく腸管穿孔などがおこりやすくなるので注意が必要です。

２０１３年からヒト型ＴＮＦαモノクローナル抗体のアダリムマブ（ヒュミラ）が使えるようになり、きわめて有効です。

②血管ベーチェット病

血栓症が多くおこるため、抗凝固療法が行われます。このために、急性期にはヘパリンの点滴が、慢性期にはワルファリンやアスピリンの経口投与が行われます。

症状が強い場合には、ステロイドや免疫抑制薬も積極的に用いられます。

③中枢神経ベーチェット病

この場合には、積極的にステロイドが用いられます。それでも効果が得られない場合には、免疫抑制薬が用いられます。

9 その他の膠原病

ここでは、「指定難病」（221頁参照）に入っている病気の説明を簡単にしておきます。

抗リン脂質抗体症候群

抗リン脂質抗体という特殊な自己抗体ができる原因不明の病気です。

症状としては、血栓症、血小板減少症、習慣性流産などがみられます。

わが国にはこの病気の人が約1万人いるとされ、女性に多くみられます。

この病気は、原因不明で起こる原発性と、全身性エリテマトーデス（SLE）などに続発する二次性とに大別されます。

血栓が静脈にできた場合には、血栓性静脈炎、肺梗塞・血栓症などがみられます。動脈に血栓ができた場合には、脳梗塞、心筋梗塞などがみられます。

習慣性流産（妊娠10週以前に3回以上の流産）や、赤ちゃんが子宮内で死亡する（子宮内胎児死亡）などもみられます。

診断は、血栓症と抗リン脂質抗体の証明です。このほか、活性化部分トロンボプラスチン時間（APTT）が延長するのが特徴です。

治療は、原発性の場合には抗凝固療法が中心です。動脈系血栓の予防にはアスピリン少量投与が、静脈系の場合にはワルファリンが用いられます。

二次性に対しては、ステロイドが使われます。

再発性多発軟骨炎

耳、のど、鼻、関節などの軟骨に炎症を起こす原因不明の病気で、耳や鼻の付け根が赤く腫れあがったりします。

気管支の軟骨に炎症を起こすと、気道狭窄を起こして呼吸困難になることもあります。このため、早期診断・早期治療が必要です。

また、強膜炎やブドウ膜炎などの眼の炎症をおこすこともあります。

治療には主としてステロイドが使われます。ただし、多くの場合には、免疫抑制薬も併用されます。

IgG4関連疾患

全身のいろいろな臓器（涙腺、唾液腺、膵臓、腎臓など）に炎症や線維化を起こす原因不明の病気です（138頁参照）。

わが国にはこの病気の患者さんが1～2万人ほどいると推定されており、比較的、高齢の男性にみられます。

涙腺や唾液腺が腫れ、シェーグレン症候群とよく間違えられます。

このほか、黄疸《おうだん》、糖尿病、腎障害など多彩な病態を呈するのが特徴です。

治療にはステロイドが非常によく効きます。

10 膠原病と間違えやすい病気

膠原病と間違えやすい病気がいくつかあります。

これらの病気は、膠原病によく似た症状がおこるにもかかわらず、臨床検査のうえではまったく異常がみられません。もちろん、自己抗体も出現しません。したがって、検査をすることで簡単に見分けることができます。

また、以下に述べる病気は、その症状の多様さから専門科をみつけるのがむずかしく、総合診療科、一般内科などで自律神経失調症として診療を受けていることが多いようです。

この点、心療内科の先生はこのような状態の患者さんの診療はお得意で、抗うつ薬や精神安定薬などを使って治療します。

線維筋痛症

結合織炎ともよばれ、からだのあちこちの痛み、関節痛、不眠、疲労感、不安感、抑うつ症状、生理不順など、多様な症状を訴えます。背中をはじめとする特有の場所を指で押すと、痛みがあるのが特徴です。

この病気は中年の女性に多くみられますが、膠原病とは違い、血液検査をはじめとする検査上では大きな異常はみられません。

慢性疲労症候群

6カ月以上にわたる激しい疲労感の訴えと、

微熱、のどの痛み、リンパ腺の腫れ、筋力低下、関節痛、抑うつ症状、睡眠障害など、多様な症状がみられるのが特徴です。

しかし、患者さんの症状がきわめて強い一方で、検査上ではなんら大きな異常はみられません。

パニック障害

突然、理由もなく動悸、呼吸困難、めまいなどの症状が起こり、死んでしまうのではないかとの強い不安感に駆られるという病態です。

このような症状が10分間以内にピークに達するパニック発作がみられ、しかもそれが反復するという特徴があります。

5章

膠原病の治療薬

膠原病の治療は薬物療法が中心になります。そして治療では実に多くの薬剤が使用されています。適切に使えば、よく効きます。しかし、一般に薬は「諸刃の剣」といわれるように、不適切に使用すると副作用をおこしてしまいます。クスリはリスクなのです。

この章では、膠原病の治療に用いられる薬剤を紹介するとともに、その副作用についても説明します。

非ステロイド系抗炎症薬（NSAIDs）

発熱や関節痛にまず使われるのが非ステロイド系抗炎症薬（Non-Steroidal Antiinflammatory Drugs; NSAIDs）です。英語の頭文字をとってエヌセーズとか、消炎鎮痛薬とかとよばれることもあります。

古代ギリシアやローマ時代には、アヘンやシロヤナギが鎮痛剤として使われていました。

1830年になって、シロヤナギの樹皮からサリシンという物質が分離され、1899年になってついにアスピリン（アセチルサリチル酸）が合成されたのです。これが近代的な抗炎症薬の始まりです。

これをきっかけにして、さまざまな非ステロイド系抗炎症薬が合成されるようになりました。

非ステロイド系抗炎症薬の作用メカニズム

非ステロイド系抗炎症薬は、シクロオキシゲナーゼ（COX）という酵素の働きを抑えることによって、炎症の起因物質として知られているプロスタグランジンの合成を阻害します。このため、非ステロイド系抗炎症薬は、鎮痛作用、解熱作用、抗炎症作用、さらには血小板凝集抑制作用などをもっています。

炎症の原因物質であるプロスタグランジンを発見したフォン・オイラーは1970年に、そして非ステロイド系抗炎症薬にはプロスタグランジンの産生を抑制する作用があることを発見

● NSAIDsの分類（経口薬のみ掲載）

<table>
<tr><th>大分類</th><th>中分類</th><th>小分類</th><th>主要NSAIDs</th></tr>
<tr><td rowspan="6">カルボン酸系</td><td rowspan="2">カルボン酸系</td><td>サリチル酸系</td><td>各種アスピリン</td></tr>
<tr><td>フェナム酸系</td><td>メフェナム酸
フルフェナム酸</td></tr>
<tr><td rowspan="3">アリール酢酸系</td><td>フェニル酢酸系</td><td>ジクロフェナク
ナブメトン</td></tr>
<tr><td>インドール酢酸系</td><td>インドメタシン
アセメタシン
スリンダク</td></tr>
<tr><td>ピラノ酢酸系</td><td>エトドラク</td></tr>
<tr><td colspan="2">プロピオン酸系</td><td>イブプロフェン
ケトプロフェン
フルルビプロフェン
オキサプロジン
ナプロキセン
プラノプロフェン
ザルトプロフェン
ロキソプロフェン
など</td></tr>
<tr><td>エノール酸系</td><td colspan="2">オキシカム系</td><td>ピロキシカム
アンピロキシカム
メロキシカム
ロルノキシカム
など</td></tr>
<tr><td colspan="3">COX-2 インヒビター</td><td>セレコキシブ</td></tr>
</table>

したベインらは1982年に、それぞれノーベル生理学・医学賞を受賞しています。この事実をみても、抗炎症薬の開発が人類にとっていかに重要であったかがわかります。

非ステロイド系抗炎症薬の種類

非ステロイド系抗炎症薬には、その化学構造の違いから、カルボン酸系、エノール酸系、COX－2インヒビターとに大別されます。さらにサリチル酸系、アリール酢酸系、プロピオン酸系、フェナム酸系、ピラゾロン系、オキシカム系などがあります。

それでは、非ステロイド系抗炎症薬のなかの代表的な薬剤について説明しましょう。

サリチル酸系

アスピリン、バファリンとよばれる薬はこの仲間で、頭痛薬や解熱薬として知られています。

しかし、リウマチの炎症を抑えるためには、1日3g以上のまないと効果が出ません。ところが、この量ではめまいや耳鳴り、消化管出血をおこすことがあります。そのため、最近では膠原病の治療に使われることはなくなりました。

ただ、この薬は、強力な血小板凝集抑制作用をもっているために、血栓症の予防のために、アスピリン（バイアスピリン）の少量投与が行われます（（　）内は商品名、以下同じ）。

アリール酢酸系

アリール酢酸系の抗炎症薬には、ジクロフェナク（ボルタレン）、ナブメトン（レリフェン）、インドメタシン（インダシン、インテバン）、アセメタシン（ランツジール）、スリンダク（クリノリル）、エトドラク（ハイペン）などが含まれます。

もっともよく使われているのはジクロフェナク（ボルタレン）ですが、血中半減期が短いので鎮痛効果が長持ちしません。しかし、長時間、鎮痛効果を発揮させるためにからだのなかで少しずつ溶ける徐放錠で、ボルタレンSRという半減期の長い薬剤もあります。

プロピオン酸系

イブプロフェン（ブルフェン）、フルルビプロフェン（フロベン）、オキサプロジン（アルボ）、ナプロキセン（ナイキサン）、プラノプロフェン（ニフラン）、ザルトプロフェン（ペオン）、ロキソプロフェン（ロキソニン）などがこの仲間です。

これらの薬剤は、その高い安全性と適当な血中半減期からもよく用いられ、胃腸障害や腎障害も比較的少ないという特徴をもっています。

とくにロキソニンは消炎・鎮痛・解熱作用を平均してもっていて、血中半減期が長すぎないので、リウマチの治療ではよく使われています。

フェナム酸系

メフェナム酸（ポンタール）、フルフェナム酸（オパイリン）などがこれに属します。アントラニールともよばれ、比較的強い鎮痛作用があるために、主として歯科や外科領域などで用いられます。

オキシカム系

ピロキシカム（フェルデン、バキソ）、アンピロキシカム（フルカム）、ロルノキシカム（ロルカム）、メロキシカム（モービック）などがあります。

血中半減期が40～50時間と長いために、1日1回の投与でよいという利点があります。しかしその反面、腎機能障害がある場合には効きすぎてしまうおそれもあります。

このなかで、メロキシカム（モービック）はこの後に述べるCOX－2阻害作用が強く、胃腸障害などの副作用が少ないために、リウマチの治療に好んで使用される傾向があります。

COX－2インヒビター

シクロオキシゲナーゼ（COX）には、COX－1とCOX－2の二種類があります。

従来の消炎鎮痛薬は、COX－1もCOX－2も区別しないで抑えることができる薬剤です。

これに対して、COX－2のみを抑制するのがCOX－2インヒビターです。

セレコキシブ（セレコックス）がよく用いられますが、従来の消炎鎮痛薬に比べて消化性潰瘍などの胃腸障害が少ないことが明らかになっています。

座　薬

座薬というのは、肛門から挿入する薬のことです。座薬を処方したら、「座って薬をのんだ」という、とても笑ってなどいられない話がありますので、間違えないでください。

胃腸障害が強くて口から薬をのめない場合や、夜中の鎮痛効果を期待する場合などに座薬が用いられます。直腸の粘膜は血管が多いために、早く効きますし、また就寝中に効果がずっと持続しているという利点もあります。

ただ、腸を刺激するために、人によっては下痢や軟便などの症状が出ることがあります。

また、リウマチの患者さんでは手やひじの機能が障害されているために、座薬が挿入しにくい場合があります。しかし、そうした場合にも挿入用器具があるので使用は可能です。

外用薬

外用薬には、塗布薬と湿布薬があります。経口薬や座薬ほどは効きませんが、痛みをやわらげるために補助的な効果があります。

塗布薬には、インドメタシン（インテバン軟膏あるいはクリーム）、フェルビナク（ナパゲルン軟膏）、ピロキシカム（フェルデンあるいはバキソ軟膏）などがあります。患部に手軽に塗れるという利点がありますが、薬があわないとかぶれたりすることもあります。

湿布薬としては、フルルビプロフェン（アドフィード）、インドメタシン（カトレップ）、フェルビナク（セルタッチ）、ケトプロフェン（モーラス）、ロキソプロフェン（ロキソニン）などの冷湿布薬があります。

ただし、皮膚の弱い人ではかぶれることがあります。

非ステロイド系抗炎症薬の副作用

非ステロイド系抗炎症薬の副作用の原因の多くは、すでに述べたように、この薬剤がプロスタグランジンの合成に関係するシクロオキシゲナーゼ（ＣＯＸ）という酵素の働きを抑えることに関係しています。

腎障害

炎症の起因物質であるプロスタグランジンは、腎臓への血液の流れを維持するのに重要な役割を果たしています。このために非ステロイド系抗炎症薬により、高齢者や腎機能がもともと悪い患者さんでは腎障害を誘発、あるいは悪化させることがあります。とくに高齢者は、高血圧などによってもともと腎機能が低下していることが多く、急性腎不全や高カリウム血症がおこることがあるので注意が必要です。

したがって、高齢者の場合にはオキシカム系などの血中半減期の長い薬剤は避け、プロピオン系薬剤を使うほうがよいのです。

また、腎障害がすでに存在する場合には、スリンダク（クリノリル）や、ＣＯＸ－２選択性の強いメロキシカム（モービック）、エトドラク（ハイペン）などの使用がすすめられます。

消化管障害

プロスタグランジンは胃の粘膜保護に必要な物質でもあります。このため、非ステロイド系抗炎症薬の使用中にはプロスタグランジンの働きが抑えられ、急性胃粘膜障害（胃の表面が広くただれる状態）や胃潰瘍がおこることがあります。また、ひどいときには、吐血や下血などの消化管出血や消化管穿孔がおこることもあります。とくに高齢者ではこの頻度が倍増し、しかも自覚症状がないことも少なくないので、注意が必要です。

薬で消化管を障害されていないかどうかを見つける目的で、ときどき検便が行われます。消化管粘膜が傷つくと微量の出血がおこるため、便の潜血反応をみることで早期診断が可能になるからです。

最近では、胃潰瘍の原因としてヘリコバクター・ピロリ（ＨＰ）が知られていますが、ＨＰ感染がある場合には、非ステロイド系抗炎症薬で潰瘍がさらに起こりやすくなることがわかっています。万が一、何らかの消化器症状があった場合には、上部消化管（食道と胃）の内視鏡検査を受けることをおすすめします。

薬を食後に服用すること、できるだけ少ない量を使用すること、さらには胃粘膜を保護する薬を併用することなどで、消化管障害はかなり減らすことが可能です。また、どうしても食事と一緒に薬をのめないときには、ちょっと温めた牛乳と一緒にのんでください。牛乳が胃の粘膜を保護してくれます。

すでに述べたように、ＣＯＸ－２インヒビターは、消化管障害（特に胃潰瘍）の発生が少ないことが知られています。

薬で胃の粘膜を保護するには、ミソプロストール（サイトテック）とよばれるプロスタグランジン製剤が使われます。

また、胃酸分泌を抑える目的で、プロトンポンプインヒビター（タケプロン、パリエット）、

H_2ブロッカー（ガスター、ザンタック）などとよばれる薬もよく使われます。

肝障害

非ステロイド系抗炎症薬があわないと、肝障害をおこすこともあります。こうした場合の肝障害は、一般には肝機能検査でＡＳＴ（ＧＯＴ）やＡＬＴ（ＧＰＴ）の数値が上昇するタイプの肝障害です。

血液障害

血液の細胞は骨髄のなかでつくられていますが、非ステロイド系抗炎症薬が骨髄の機能を抑えることによって、白血球、赤血球、血小板などの数が減ることがあります。

気管支ぜんそくの誘発

非ステロイド系抗炎症薬の服用で、まれに気管支ぜんそく発作が誘発されることがあります。

これは、アスピリンぜんそくという病名で知られています。

過敏症

薬に対する一種のアレルギー反応として、皮膚の発疹、発熱をおこすことがあります。このような場合には、その薬の名前を覚えておき、二度と服用しないようにしてください。万が一、うっかり同じ薬を服用すると、前よりもはるかにひどい症状になります。

アレルギーのおこり方がひどいと、喉頭がむくんで呼吸困難をおこしたり、血圧低下、さらにはショックをおこしたりすることもあります。また、きわめてまれに皮膚がやけどのようにただれてしまうスチーブンス・ジョンソン症候群がおこることもあります。

他の薬剤との相互作用

非ステロイド系抗炎症薬は、ある種類の薬の作用を弱めたり、あるいは逆に作用を増強したりすることもあります。

たとえば、ワルファリン（ワーファリン）という血液凝固を抑える薬と一緒に使った場合に、出血傾向や低血糖症状が増強してしまうことがあるのです。

非ステロイド系抗炎症薬とニューキノロン系抗菌薬との併用は、けいれんを誘発することがあるので、注意してください。

抗リウマチ薬（DMARDs）

抗リウマチ薬は、関節リウマチの関節炎を改善し、寛解に導くことを目的に使用されます。作用機序は免疫異常の改善ですが、一部の薬を除いてリウマチ以外の膠原病の治療には使われません。

専門家のあいだでは、英語(Disease-Modifying Anti-Rheumatic Drugs）の頭文字（DMARDs）を取ってディマーズとよばれています。

従来は、副作用をおそれるあまり、リウマチの早期には用いられませんでした。しかし、抗リウマチ薬による治療を早期に始めると関節破壊を抑えられることがわかってきたために、最近では早期から積極的に使用されるようになってきました。

ただし、抗リウマチ薬には直接の抗炎症作用はありません。しかも、薬が効いてくるまでには最短でも1カ月程度かかるのがふつうです。このため効果が出てくるまでは、非ステロイド系抗炎症薬やステロイドと併用されます。

しかし、いったん効果が出はじめると、臨床症状のみならず、血沈、CRP、貧血などの検査所見も改善されるようになります。そうなると、ステロイドや非ステロイド系抗炎症薬を減量し、あるいはやめることさえできるようになります。

抗リウマチ薬は、すべての患者さんに有効なわけではありません。とてもよく効く場合と、まったく効かない場合とがあります。残念ながら、現時点ではその治療効果を前もって予測することはできません。

抗リウマチ薬にはいくつもの種類があるので、はじめの薬で効かなければ次の薬へと変更していきます。

また、治療中に次第に効力が落ちてくる場合もあるので、その場合にもほかの薬に変更することがあります。

抗リウマチ薬の種類と特徴

ここでは、代表的な抗リウマチ薬について説明します。

金製剤

金チオリンゴ酸ナトリウム（シオゾール）は最も古くからある薬剤で、筋肉注射で用いられます。

最初は、毎週10㎎ずつ注射し、効果が出はじめたら注射の間隔を1カ月にあけます。しかし、途中から効かなくなったり、あるいは口内炎、発疹、皮膚のかゆみなどの副作用で中止せざるをえなくなることもあります。

まれに間質性肺炎がおこることがあり、長期に使用すると腎障害がおこることもあります。

経口の金製剤としてはオーラノフィン（リドーラ）があります。注射用製剤よりもさらに効きが遅く、また副作用として下痢、軟便などをおこすこともあります。

金製剤は、いまではあまり使われなくなりつつあります。

ブシラミン（商品名：リマチル）

わが国で開発されたオリジナル商品です。1日1錠（100㎎）から開始します。効果が現れるまでに4～8週間かかりますが、いったん効き出すと長期間有効性が維持されます。完全寛解に入ることも少なくなく、約半数の症例に有効です。

副作用でいちばん多いのはタンパク尿です。ときどき尿検査をするのはタンパク尿の有無を調べるためです。タンパク尿に気づかずに使用を続けるとネフローゼ症候群（腎臓病）になってしまいます。

このほか、頻度は少ないのですが、発疹や胃腸障害をおこしたり、爪が黄色くなったりすることもあります。軽症ないし中等症のリウマチに、よく使われます。

ペニシラミン（商品名：メタルカプターゼ）

昔はこの薬が使われたこともありますが、皮膚粘膜症状、消化器障害、腎障害、血液障害などをおこすために、今ではあまり使われなくなりました。

サラゾスルファピリジン（商品名：アザルフィジンEN）

この薬はもともと潰瘍性大腸炎などの薬として用いられてきましたが、リウマチでもその有用性が証明されています。わが国では、1日あ

●抗リウマチ薬の種類（経口薬のみ掲載）

	一般名	おもな商品名
抗リウマチ薬	オーラノフィン	リドーラ
	ブシラミン	リマチル
	ペニシラミン	メタルカプターゼ
	サラゾスルファピリジン	アザルフィジンEN
	ロベンザリット2ナトリウム	カルフェニール
	アクタリット	オークル／モーバー
	ミゾリビン	ブレディニン
	メトトレキサート	リウマトレックス／メトトレキサート／メトレート
	レフルノミド	アラバ
	タクロリムス	プログラフ／タクロリムス
	イグラチモド	ケアラム／コルベット
	トファシチニブ	ゼルヤンツ

たり1000㎎を使うのがふつうです。効果が現れるのは4～8週目、有効率は約60％です。

副作用としては発疹や胃腸障害、肝障害、血液障害が出ることがあります。

いったん有効であっても、投与しているうちに効かなくなることがあります。このような現象は、医学的には「エスケープ現象」とよばれています。

このため、最近ではその使用頻度が少しずつ減ってきています。

ロベンザリット2ナトリウム（商品名：カルフェニール）

この薬は作用が弱くて有効性が低いわりに、腎障害、消化器障害などの副作用があるために、最近ではあまり使われません。

アクタリット（商品名：オークル、モーバー）

きわめて効きが遅いために、軽症のリウマチには使用されることがありますが、進行性のリウマチには向きません。

ミゾリビン（商品名：ブレディニン）

臓器移植をする際に拒絶反応を抑制する目的で開発された薬です。

関節リウマチとループス腎炎に対して使用が認められています。ただし、値段が高いわりにその作用はきわめて弱く、進行性のリウマチには向いていません。

メトトレキサート（商品名：リウマトレックス、メトレート、メトトレキサート）

抗リウマチ薬のなかでもっとも中心的な薬です。もともとは白血病などの悪性腫瘍の治療薬として開発されました。ところが、リウマチでは悪性腫瘍のときに用いる量の10分の1以下で十分であり、しかも60％を超える症例に高い有効性を示しています。

早ければ2週間、遅くとも4～8週間で十分な効果がみられます。

この薬がほかと違うのはそののみ方です。この薬は毎日のまず、1週間のうち限られた日だけにのみます。このようなのみ方を、医学的には「間欠投与」とよんでいます。この薬は、最初は少量（週に6～8㎎）で開始し、効果が出るまで2週間以上の間隔で徐々に増量します。副作用が出なければ、効果が出るまで増量し、週に16㎎まで使用することができます。

ただし、メトトレキサートをのむ量が増えてくると、胃腸障害、口内炎、肝障害などが出ることがあります。このような症状が出てしまう場合には、葉酸（フォリアミン）を使います。メトトレキサートを服用後、48時間あけてから、フォリアミンを1日服用することで、これらの症状が出なくなることがあります。このため、葉酸は、メトトレキサートの使用量が多い場合や高齢者によく使われます。

この薬の副作用として多いのは肝障害です。もともとB型肝炎などがある場合には使えません。C型肝炎の場合にも要注意です。肝硬変がある場合には、使ってはいけません。

葉酸を使用しても肝機能検査でAST（GOT）やALT（GPT）の数値が100を超えるときは、メトトレキサートの増量は中止します。肝障害がひどいときは、休薬も必要です。

骨髄《こつずい》抑制《よくせい》、とくに白血球減少にも気をつける必要があります。白血球があまりにも減ってしまうと肺炎などの感染症がおこります。

また、骨髄抑制がひどい場合には、白血球だけでなく赤血球や血小板も同時に減少することがありますが、このときも服用を中止しなくてはなりません。

メトトレキサートの副作用を止めるために、ロイコボリン大量療法が行われます。また、白血球（好中球）を増やすためにG－CSF（顆粒球コロニー刺激因子）が使われることもあります。

メトトレキサートは腎臓から排泄されるので、腎機能が悪い高齢者には効きすぎて副作用が出ることがあります。したがって、高齢者への使用はとくに注意が必要で、あまり多量に使用しないことが大切です。腎不全がある場合には、使ってはいけません。

これまでにお話ししてきた副作用はすべて用量依存性でした。すなわち、メトトレキサートを大量に使えばおこりますが、中止あるいは減量すれば副作用は消えてしまいます。

しかし、間質性肺炎の場合は別です。この場合はアレルギーが関与しているために使用量にはまったく関係なく、おこる場合には使用開始後1年以内におこります。

この病態はメトトレキサート肺臓炎ともよばれ、おこる頻度は1％前後とされています。残念ながら、この副作用がおこるかどうかを前もって知る方法はありません。

間質性肺炎の最初の症状は発熱と空咳、そして息切れです。1週間以上にわたって微熱と空咳が続き、息切れがあるときはとくに要注意です。ただちに主治医に受診して胸のレントゲン写真を撮ってもらってください。疑わしいときは、確認のためにCT撮影が必要になります。

診断が確定した場合には、ただちにメトトレキサートを中止して、ステロイドの投与を受ける必要があります。

イグラチモド（商品名：ケアラム、コルベット）

日本で作られた新しい抗リウマチ薬です。メトトレキサートが使用できない場合などに使われることがありますが、関節破壊を抑えるかどうかはわかっていません。

血液を固まりにくくするワルファリンの作用を強めるので、一緒に使ってはいけません。また、肝障害、胃潰瘍などの副作用が出ることもあります。

レフルノミド（商品名：アラバ）

欧米では、メトトレキサートとほぼ同等の有効性があるとされる薬です。

この薬には下痢、脱毛、高血圧、肝障害、間質性肺炎などの副作用があることが知られています。

とくに、もともと間質性肺炎がある患者さんでは、レフルノミドの使用によって間質性肺炎が増悪することがあることがわかりました。このため、最近ではあまり使われなくなりました。

タクロリムス（商品名：プログラフ、タクロリムス）

この薬はわが国で開発されたもので、もともとは臓器移植の際にみられる拒絶反応を抑える目的で使用されてきました。タクロリムスは、Tリンパ球の活性化を抑制することで、体内で起こる異常な免疫反応を抑えることができます。

通常は夕食後に3㎎を服用するのですが、高齢者ではより少ない量から始めます。タクロリムスは服用中の血中濃度を測定しながら、効果が十分みられ、しかも副作用が起こりにくい量の範囲内で使用することができます。

何らかの理由でメトトレキサートが使いにくい場合や、ほかの抗リウマチ薬の効果が不十分な場合に使用されます。比較的よく効きますが、ときには糖尿病や腎障害がみられることがあります。

このほか、タクロリムスは、ループス腎炎や、多発性筋炎・皮膚筋炎などで間質性肺炎を合併する場合などにも使われます。

トファシチニブ（商品名：ゼルヤンツ）

新たな分子標的阻害薬として注目されている薬です。細胞内のＪＡＫという分子の機能を阻害することで細胞の活性化を抑え、抗リウマチ作用を発揮します。

リウマチに対して生物学的製剤と同等の有効性があるというのが謳い文句です。ただし、その安全性はまだ十分に検証されているとはいえません。

免疫を抑える効果が強いために、副作用として感染症を起こす可能性があります。最近では、帯状疱疹の再活性化が問題になっています。また、悪性腫瘍の発生についても一部で懸念されていますが、まだ結論は出ていません。

最近では、新たなＪＡＫ阻害薬としてバリシチニブがあります。このほかにもいくつかのＪ

ＡＫ阻害薬が開発中です。

これらの薬剤は、まだリウマチでの治験中ですが、そのいくつかは近い将来市場に出てくる可能性があります。

ステロイド

ステロイドは強い抗炎症作用と免疫抑制作用をあわせもつ唯一の薬です。

膠原病では、免疫の異常によって強い炎症がおこるわけですから、ステロイドの使用は理にかなっているといえるでしょう。

ステロイドとはどんな薬なのか

ステロイドは、本来ステロイドホルモンとして、副腎で産生されるものです。副腎は外側の皮質と内側の髄質で構成されていますが、ステロイドホルモンは副腎皮質でつくられます。このホルモンはからだの恒常性を維持するのに大切なホルモンで、からだがストレスにさらされたときには、それに反応して産生されます。

第二次世界大戦時中、ステロイドホルモンを注射することによって兵隊が過酷な戦闘にも耐えることができた、というドイツのデータもあります。また、動物から両側の副腎を摘出してしまうと、１～２週間のあいだに死亡してしまうことも知られています。このようにステロイドホルモンは生命の維持に必要不可欠なホルモンなのです。

ステロイドホルモンには、糖質コルチコイド

（グルココルチコイド）と鉱質コルチコイド（ミネラルコルチコイド）の二種類があります。このうち、糖質コルチコイドの作用をもったステロイドホルモンを化学的に合成したものが副腎皮質ステロイドなのですが、以下では「ステロイド」と略します。

ステロイドがリウマチに効くことを明らかにしたのは、アメリカのヘンチという学者です。ヘンチは１９４８年に合成ステロイドであるコルチゾンをリウマチの患者さんに初めて使用し、劇的な効果がえられたことを報告しました。

このため、副腎皮質ホルモンの抽出に成功したケンドールと、コルチゾンの臨床応用に成功したヘンチらは１９５０年にノーベル生理学・医学賞を受賞しました。

しかしその後、ステロイドは重症の副作用を引きおこすことが明らかになりましたし、ステロイドだけではリウマチはよくならないこともわかりました。

ステロイドの種類

ステロイドにはいろいろな種類があります。その種類によって血中半減期、抗炎症効果などが異なります。

転居などで主治医を変えなければならなくなったときや、旅行中などに見知らぬ土地で病気になったときなど、「どんな種類」のステロイドを「いつ」から「どのくらいの量」をのんでいるのかがわからないと、大変なことになります。自分がのんでいるステロイドの種類、量、服用期間などは、ふだんからメモ帳に書いておいてください。

膠原病の治療でもっともよく使われているのがプレドニゾロン（プレドニン）です。プレドニゾロン換算で1日5㎎相当のホルモンが副腎からつくられているので、５㎎のプレドニゾロンをのむということは、自分自身が毎日つくっている量と同じ量を補うことになります。

このほか、メチルプレドニゾロン（メドロール）、デキサメタゾン（デカドロン）、ベタメタゾン（リンデロン）などがよく用いられます。いずれも1錠のなかのステロイドの量はほぼ同じです。

また、このほかにプレドニゾロンの1㎎錠というのもあり、主としてステロイドを減量する際に用いられます。

ステロイドののみ方

ステロイドホルモンは、1日のなかでも早朝につくられます。人間のからだは生命の維持に必要なホルモンを朝のうちにつくっておき、ストレスなどに対処しようとしています。ですから、ステロイドも朝に多い量をのむのがふつうです。

たとえば、プレドニゾロンで1日20㎎（4錠）を服用している場合には、朝2錠、昼1錠、夕1錠というのみ方をします。また、量が少ない場合は朝にだけのみます。これは体内のステロイドホルモンの自然な働きにあわせるためです。

ステロイドを朝にだけのむのには、もうひとつの理由があります。それは、このほうが副腎のホルモン産生を刺激できるからです。いつも朝、昼、夕と同じ量のステロイドをのんでいると、血中濃度も一定に保たれるため、副腎の機

●ステロイドの種類（内服薬のみ掲載）

	一般名	おもな商品名
ステロイド薬	コルチゾン	コートン
	ヒドロコルチゾン	コートリル
	デキサメタゾン	デカドロン
	トリアムシノロン	レダコート
	ベタメタゾン	リンデロン
	プレドニゾロン	プレドニン
	メチルプレドニゾロン	メドロール
	フルドロコルチゾン	フロリネフ
	ベタメタゾン＋抗ヒスタミン剤	セレスタミン

能が抑制されてしまいます。

ステロイドは最初に大量に用い、その効果が出たら徐々に減らしていきます。膠原病では、初回量をだいたい4週間前後続け、症状および検査結果で改善を確認したら少しずつ減量していくのです。減量のスピードは病気の状態にもよりますが、2〜4週間ごとに、初回量の5〜10％前後とします。

そして、これ以上減らすと再燃してしまう、あるいはこの量さえのんでいれば再燃しない、という量を長期間服用していきます。これを維持量といいます。

朝にだけステロイドを服用する場合には、夕方から翌早朝にかけてはステロイドの血中レベルがほとんどゼロになります。その結果、副腎は刺激され、ステロイドホルモンを産生する能力も回復しやすいということになります。

維持量になると、薬を1日おきにのむ隔日療法というやり方をとる場合もあります。たとえば、プレドニゾロンを1日10㎎のんでいる場合に、これを1日目は20㎎、そして2日目はのまないという方法です。あるいは、1日目は15㎎、2日目は5㎎というのみ方もあります。

このような隔日療法は、副腎皮質の萎縮を防ぐことが知られています。ただし、誰にでも適しているわけではありません。ステロイドの量が少ない日には疲れやすくなったり、動けなくなったりする人もいます。このような人には隔日療法は向いていません。

ステロイドの副作用

ステロイドは非常によく効く薬ですが、その反面さまざまな副作用をおこすことがあります。すなわち、「諸刃《もろは》の剣《つるぎ》」なのです。したがって、その使用にあたっては常に慎重でなければなりません。

しかし、膠原病の治療ではどうしてもステロイドが必要な場合があります。このような場合には、主治医も患者さんもステロイドの副作用を熟知しておくことが大切です。そうすることで副作用の出現を未然に防ぎ、あるいは副作用がおこった場合にも適切に対処することができるのです。

ステロイドの副作用には生命予後に影響を及ぼしたり、臓器障害をおこしたりするものがあります。こうなると重症副作用とよばれ、ステロイドは減量しなければなりません。

これに対して、ニキビや皮膚線条（急激な肥満により下腹部や足の皮膚にスジが入ること）、肥満など、生命に影響がないものは、軽症副作用とよばれ、ステロイドの減量はしないのがふつうです。

ステロイドとその他の病気

感染症

ステロイドを使用していると、感染症がおこりやすくなります。これは、免疫機構で重要な働きをしている好中球やリンパ球の機能をステロイドが低下させるからです。

白血球の一種である好中球は細菌感染の防御に重要な役割を果たしていますし、リンパ球はウイルス、真菌、結核菌などの感染防御に必要なものです。

ちなみに、薬の使用や病気のために免疫力が低下して感染をおこすことを、日和見《ひよりみ》感染とよびます。この場合には、本来ならからだに悪さをしないような毒力の弱い病原体でも感染症を引きおこします。

したがって、ステロイドを長期にわたって大量服用している場合には、病原体にさらされる人込みを避けたほうがよいでしょう。どうしても外出しなくてはならないときにはマスクを着用して防御しましょう。

結核になったことがある人がステロイドを使用する場合には、抗結核薬を併用する必要があります。

また、入院中にステロイドを大量に使用する場合には、免疫力の低下によってニューモシスチス・ジロヴェシという一種の真菌によって肺炎（ニューモシスチス肺炎）がおこることがあるので、ST合剤（バクタ）とよばれる薬を予防内服することもあります。

糖尿病

ステロイド糖尿病という病名があるように、ステロイドの服用で糖尿病の発症が誘発されたり、糖尿病が悪化したりすることがあります。

したがって、ステロイドの服用中には尿糖の有無を定期的に調べますし、ときには血糖値を調べることも必要になります。

ステロイドの使用で血糖値が上がりすぎた場合には、血糖降下薬の服用や、ときにはインスリン注射が必要になることもあります。

消化性潰瘍

ステロイドの連用で、胃潰瘍や十二指腸潰瘍が出現したり、悪化したりすることがあります。

しかし、あまり症状が強く出ないために発見が遅れ、突然の大量吐血や下血ではじめてわかる場合もあります。ステロイドの使用中に貧血の検査や便の潜血を調べるのはこのためです。

ですから、ステロイドをのんでいるときは、胃粘膜を保護する薬剤や、胃酸分泌を抑える薬剤を併用する必要があります。

骨粗しょう症

ステロイドを大量に服用していると、どうしても骨粗しょう症がおこってきます。その場合には激しい運動はできませんし、日常生活でも転ばないように注意することが大切です。

　せっかく病気がよくなってきた患者さんが、転んだ拍子に腰椎の圧迫骨折や大腿骨頸部骨折をして再入院を余儀なくされることも少なくありません。

　骨粗しょう症の程度は骨塩定量検査（別名、デキサ）をすることで簡単にわかります。もしも、この検査で骨粗しょう症と診断された場合には、十分にカルシウムを摂取し、日光にあたることが大切です。ただし、全身性エリテマトーデス（ＳＬＥ）の患者さんは日光にあたりすぎると病気が再燃するので、注意してください。

　牛乳にはたくさんのカルシウムが含まれているので、骨粗しょう症を予防するために牛乳を飲むのもよいでしょう。またステロイドを長期に使用する場合には、ビスホスフォネート（フォサマック、ボナロンなど）とよばれる骨粗しょう症のよい治療薬があります。主治医と相談してください。

骨壊死

ステロイドを大量に服用している間に、股関節が痛くなってきたというような場合には、すぐに主治医に話してください。大腿骨頭壊死を疑う必要があります。

　大腿骨の頭の部分は丸い形をしていて、骨盤のなかに入り込んでいます。そこで、大腿骨にかかる上体の重みを受けていることになります。また、この部分は栄養を送る血管が少なく、血液がつまりやすくなるとすぐに栄養不足となって壊死をおこしてしまいます。

　この骨《こつ》壊《え》死《し》は大腿骨頭がもっとも多いのですが、膝におこることもあります。アルコールの飲みすぎでもおこりますが、ステロイドの大量投与も原因となります。

　早期診断に有効な検査はＭＲＩ検査です。骨壊死が疑わしい場合は整形外科にＭＲＩ検査をお願いして、早期に診断を受けてください。早ければ、ステロイドの減量とともに、杖を使用して歩行することで負荷を軽くし、進行を防ぐことができます。

大腿骨頭壊死が進行して骨頭がすでに破壊されてしまった場合には、人工関節置換術を行うことになります。でも心配はいりません。今は人工関節材料が飛躍的に進歩したために、手術成績は格段によくなっています。

筋萎縮

別名、ステロイドミオパチーとよばれる筋萎縮がおこることがあります。

ミオパチーとは筋肉の病気のことです。ステロイドを大量かつ長期に服用していると、筋肉が萎縮してきます。とくに手足でも心臓に近い上腕部や大腿部におこりやすいために、立ちあがりにくいなどの症状が出ます。

したがって、入院してステロイドをのんでいる間でも、ただベッドに寝てばかりいないで、事情が許すかぎり病棟内を散歩するなどして運動をすることも大切です。

精神症状

ステロイドの服用量が多いときには、「イライラする」、「眠れない」などの症状が出ることがあります。このような場合には精神安定剤や睡眠薬が使われます。

しかし、こうした副作用で精神症状をおこすかは個人差が大きく、症状が何も出ない人もいます。

また、ときにはうつ状態になったり、まれに錯乱状態になったりすることもありますが、この場合にはステロイドの減量とともに、精神科の先生との連携プレーが必要になります。

高血圧

ステロイドはからだの中に塩分をためる働き

があります。そのために、長期に服用していると高血圧がおこることがあります。

ですから、ステロイドをのんでいる患者さんは、外来で血圧を測定してもらうだけでなく、自宅でも自分で測定してください。血圧が上がる場合には塩分制限と、場合によっては降圧剤の服用が必要になります。

白内障、緑内障

ステロイドの副作用が眼におこることもあります。

白内障というのは眼のなかの水晶体というレンズの役目をする部分に濁りを生ずるものです。年をとってもおこりますが、ステロイドの長期連用でもおこることがあります。しかし、最近では白内障の手術が簡単にできるようになったので、ひどくなれば迷わず手術をすることをおすすめします。

緑内障とは眼の内部の圧（眼圧）が上がる状態で、ひどくなると頭痛や吐き気をおこします。放置すると視力が低下して失明することもあるので、緑内障になったら眼科で眼圧を下げる薬を処方してもらってください。

その他

ステロイドをのんでいるうちに、顔が丸くなってくることがあります。これは満月様顔貌《がんぼう》（ムーンフェイス）ともよばれます。そしてこの場合、顔やからだは太って丸くなるのに、手足は逆に細くなってきます。

ニキビが多くなったり、急激に肥満したりするために下腹部や足などの皮膚にスジが入ってしまう皮膚線条をおこすこともあります。

また、皮膚が薄くなったり、血管壁が弱くなったりするため、ちょっとしたことであざができやすくなります。

しかし、これらの副作用は生命にまで悪影響を及ぼすわけではないので、ステロイドを減量する理由にはなりません。ステロイドの量が減れば必ず改善するので、少しの間の辛抱が必要です。

ステロイドを急激に減らしたりやめたりできない

ここでステロイドホルモンの産生のメカニズムをご説明しましょう。

生体にストレスがかかると、脳のなかの視床下部から下垂体を刺激するホルモン（ＣＲＦ）が出ます。すると、下垂体はＣＲＦに反応してＡＣＴＨとよばれるホルモンをつくります。

このＡＣＴＨが副腎皮質を刺激すると副腎皮質ステロイドホルモンが産生されることになります。

そしてステロイドホルモンの血中濃度が十分にあがると、視床下部に作用してＣＲＦの産生を抑えます。その結果、ＡＣＴＨが出なくなり、ステロイドホルモンの産生も抑制されるのです。

●ステロイドホルモン産生のメカニズム

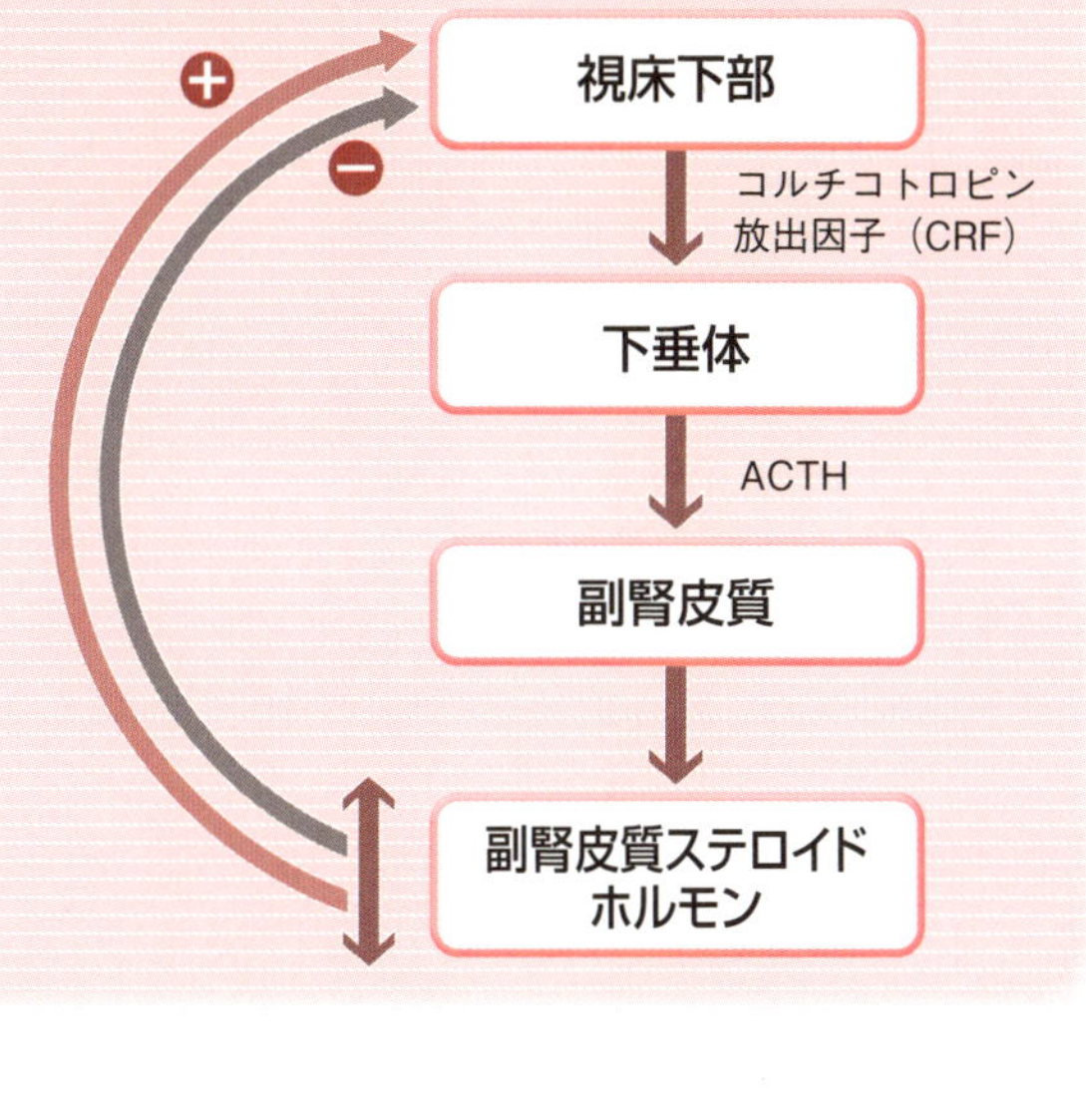

これはネガティブ・フィードバック機構とよばれる生体の調節機構です。

さて、ステロイドを長期に服用していると、この「視床下部→下垂体→副腎皮質」の働きが抑制され、やがて副腎皮質は萎縮してしまいま

●ステロイドは〝諸刃の剣〟

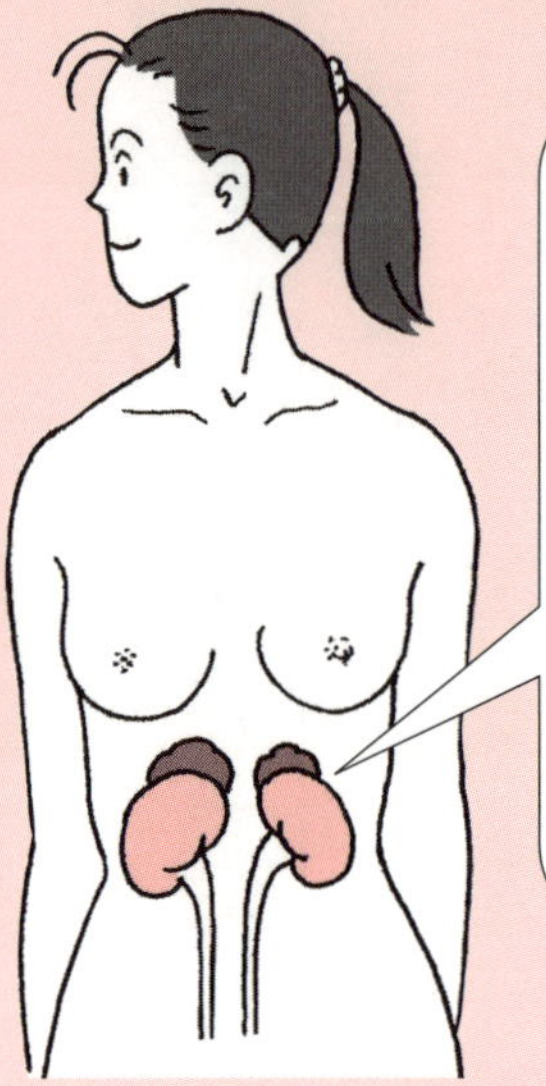

腎臓の上にある副腎は、外側の皮質と髄質に分けられています。ステロイドホルモンは、副腎皮質から分泌され、副腎髄質からはアドレナリンなどのホルモンが分泌されています。
ステロイドホルモンは炎症を抑えるなど大切な役割を果たしています。しかし、長期間ステロイドを服用していると、副腎皮質の働きが抑制されて、やがて副腎皮質は萎縮してしまいます。

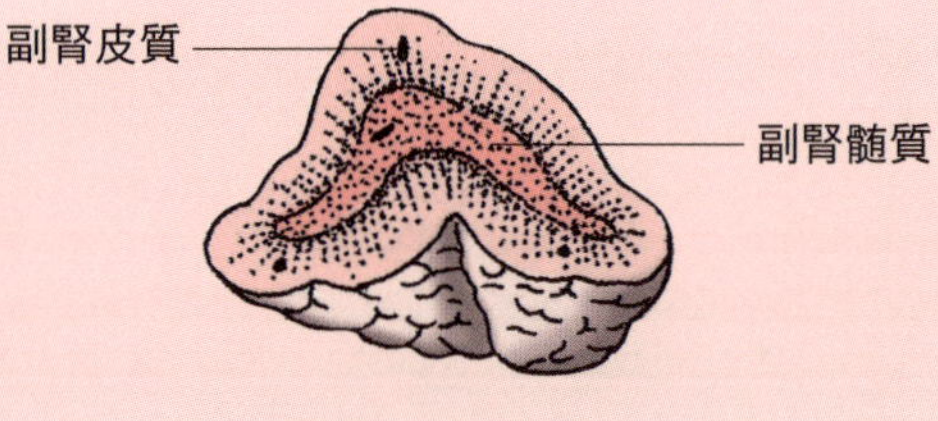

す。

このようなときに、ステロイドを急激に減量すると、からだはもはや副腎皮質からホルモンをつくることができないので、膠原病の症状の再燃がおこることになります。

このような服薬の減量に伴う症状の悪化を「反跳現象」とよびます。

また、このような状況でステロイドの使用を中止してしまうと、副腎皮質ホルモンの急性欠乏症状が生じます。

最初は「からだがだるい」、「熱が出る」といったところですが、ひどくなると血圧が低下し、ショックに陥って死亡することもあります。これは医学的には「離脱症候群」とよばれている状態です。

この離脱症候群は、プレドニゾロン換算で総量１０００mg以上を超えたときにおこりやすくなることが知られています。たとえば、プレドニゾロン換算で毎日20mg（４錠）を服用している場合には、50日のみ続けると１０００mgに到達します。この時点ではもはやステロイドは急にはやめられません。やめたらとても危険な状態になるのです。

ステロイド・パルス療法

ステロイド・パルス療法はステロイドの効果が十分に出ない場合、あるいはできるだけ早くステロイドの効果を発揮させたい場合などに用いられる方法です。

この方法は、生理食塩水に溶解したメチルプレドニゾロン（ソル・メドロール）５００～１０００mgを３日間にわたって点滴静注するものです。この利点は、ステロイドを大量に使うにもかかわらず、副作用が出ずに有効性が発揮されることです。

しかし、その反面、副作用の発現を避けるために、月に１回以上はできないこと、高齢者では心臓に負担がかかってしまうことなどの問題点もあります。

また、感染症があるときに行うと、感染症がたちまち悪化してしまいます。したがって感染症がある場合にはステロイド・パルス療法はできません。

免疫抑制薬

ステロイドの効果が不十分な場合や、副作用が強い場合には、免疫抑制薬を使うことがあります。

免疫抑制薬とは、読んで字のごとしで、免疫を抑制する薬です。ステロイドと違うのは、抗炎症効果がない点です。

また、免疫の力を抑えてしまうために、帯状疱疹などの日和見感染症がおこることがあります。したがって、もともと感染症をもっている人には、もちろん使うべきではありません。

免疫抑制薬の種類

アザチオプリン（商品名：イムラン、アザニン）

この薬は、細胞のプリン代謝を阻害することで、リンパ球の機能を抑制します。その結果、自己抗体の産生も低下します。

しかしその一方で、効きすぎると骨髄抑制がおこり、白血球が減少します。ひどい場合には赤血球や血小板まで減少してしまうことがあります。

このほか、肝機能障害などがおこることもあります。したがって、アザチオプリンの服用中は血液検査や肝機能検査を定期的に行う必要があります。

ちなみに、この薬は尿酸降下薬のアロプリノール(ザイロリック、アロシトール)とは絶対に一緒に使ってはいけません。アザチオプリンの作用が増強する結果、強い副作用がおこるからです。

シクロホスファミド(商品名:エンドキサン)

この薬は、細胞分裂を抑制することで細胞の増殖を止めます。だからこそ自己抗体の産生も抑制されるのです。

副作用としては、骨髄抑制による白血球減少がおこることがあります。また、この薬がもつ毒性が膀胱粘膜に発揮されるため、薬の量が多すぎたり、あるいは脱水気味だったりすると、出血性膀胱炎がおこることもあるのです。その場合には、おしっこが真っ赤になるのですぐにわかります。

ですから、この薬を1日50㎎以上のんでいる人は、しっかり水分を摂取してください。

この薬は、通常は口からのみますが、最近では点滴で用いられることが多くなっています。この方法はエンドキサン・パルス療法とよばれます。生理食塩水500㎖にエンドキサン500~1000㎎を溶かしたものを、2時間以上かけて点滴するものです。

状況に応じて1~3カ月に1回行います。ステロイドが効きにくい難治性の膠原病治療によく使われます。

エンドキサン・パルス療法は、副作用の点からみても、経口投与の場合にくらべると出血性膀胱炎や帯状疱疹がおこりにくいとされています。

メトトレキサート（商品名：メソトレキセート）

抗リウマチ薬の項で紹介しました。164頁を参照してください。

ミゾリビン（商品名：ブレディニン）

この薬だけが全身性エリテマトーデスでおこるループス腎炎に使用が認められています。しかし、その作用はあまり強いものではないために、認可されているのは日本のみです。

シクロスポリン（商品名：ネオーラル）

この薬はもともと臓器移植のときにおこる拒絶反応を抑える目的で開発されたものです。Tリンパ球のなかのカルシニューリンとよばれる物質の活性を抑えるので、リンパ球のなかでも、とくにTリンパ球の働きを強く阻害します。

全身性エリテマトーデスでおこるループス腎炎や、多発性筋炎／皮膚筋炎（PM／DM）に合併する間質性肺炎の治療に用いられることがあります。

経口投与の場合には、消化管からの吸収が一定せずに個人差があるため、薬の血中濃度を常に監視しながら使う必要があります。また、ほかの薬との相互作用があるので、それについて熟知したお医者さんでないと使えません。

副作用としては、腎障害、肝障害、骨髄抑制などがあります。

タクロリムス（商品名：プログラフ）

昔、FK506とよばれていた薬で、作用のしくみはシクロスポリンと同じです。このため、副作用もほぼ同じです。

この薬も吸収のされ方に個人差があるので、血中濃度をつねに監視する必要があります。

リウマチやループス腎炎の治療薬としても承認されています。

このほかには、多発性筋炎／皮膚筋炎（PM／DM）に合併する難治性の間質性肺炎の治療にも保険で承認されています。

今後、ほかの膠原病に対する治療薬としての可能性を秘めている薬です。167頁も参照してください。

ミコフェノール酸モフェチル（商品名：セルセプト）

これまでわが国では、臓器移植の際の拒絶反応を抑えるのに使われていました。しかし、2015年7月からループス腎炎に保険適用できることになりました。

欧米では、広く膠原病の難治性病態に対して使われています。今後、わが国でもその用途が広がるものと思われます。

その他

体外循環療法という治療法があります。これは、病気を引きおこしている血液中の免疫複合体やリンパ球をからだの外にとり出して、フィルターを使って取り除く治療法です。

ステロイドや免疫抑制薬がどうしても使えないか、あるいは効果が不十分な場合に使われます。

ほかにも、血漿交換療法とリンパ球除去療法との二つがあります。確かによく効く例もあるようですが、いずれもその有効性は、いまだ十分に実証されているとはいえません。

生物学的製剤

生物学的製剤とは

生物学的製剤は、遺伝子組換え技術を用いて作製した新規遺伝子を、動物細胞に遺伝子導入して作製した薬です。従来の薬はすべて化学的に合成したものですが、生物学的製剤は違います。

今のところリウマチがおもな対象ですが、その高い有効性のために注目を集めている薬剤です。いずれも単一の分子を治療標的としているので、分子標的治療薬ともよばれます。この場合、治療標的となるのは、サイトカイン、細胞表面抗原などです。

リウマチでは、関節のなかでおこる炎症によって、さまざまな物質が新たにつくられますが、このなかでサイトカインとよばれる一連の物質が注目されています。

サイトカインとは、細胞同士が情報交換をするための言語のようなものです。広い体内で細胞同士がお互いに接触しあう頻度はきわめて少なく、これでは有効な情報交換はできません。それを補って余りあるのがサイトカインです。

細胞がサイトカインを産生した場合、これを受けとるためには細胞表面に受容体（レセプター）がなければなりません。キャッチボールに例えれば、ボールがサイトカインで、グローブがサイトカイン受容体にあたります。したがって、ある特定のサイトカインが産生された場合、これを受けとるグローブの役割を果たす特異的な受容体をもっている細胞のみがサイトカインのシグナルを受けとることができます。

本来は、サイトカインはからだのあちこちで適当な量だけ産生され、生体の恒常性を保つのにきわめて重要な役割を果たしています。しかし、いったんからだのなかで炎症がおこると、炎症の局所では炎症性サイトカインとよばれる一連のサイトカインが大量に産生され、炎症がさらに悪化することがわかってきました。

リウマチの場合に、とくに注目されているのがTNFαとインターロイキン6（IL－6）とよばれる炎症性サイトカインです。TNFは腫瘍壊死因子ともよばれるサイトカインで、もともとは腫瘍を壊死させる作用が注目されていました。TNFαもIL－6も、本来はからだのなかで感染病原体や腫瘍に対する防御機構に重要な役割を果たしています。

ところが炎症の局所ではこのTNFαやIL－6は過剰につくられており、リウマチの炎症をますます悪くしてしまいます。そして、骨を壊す能力をもつ破骨細胞を活性化させるので、リウマチにおける骨破壊の原因になります。また、リウマチがひどいときには発熱、体重減少、貧血などの症状がみられますが、これも炎症性サイトカインの仕業と考えられています。

このため、リウマチの治療において炎症性サ

●サイトカイン阻害薬の作用

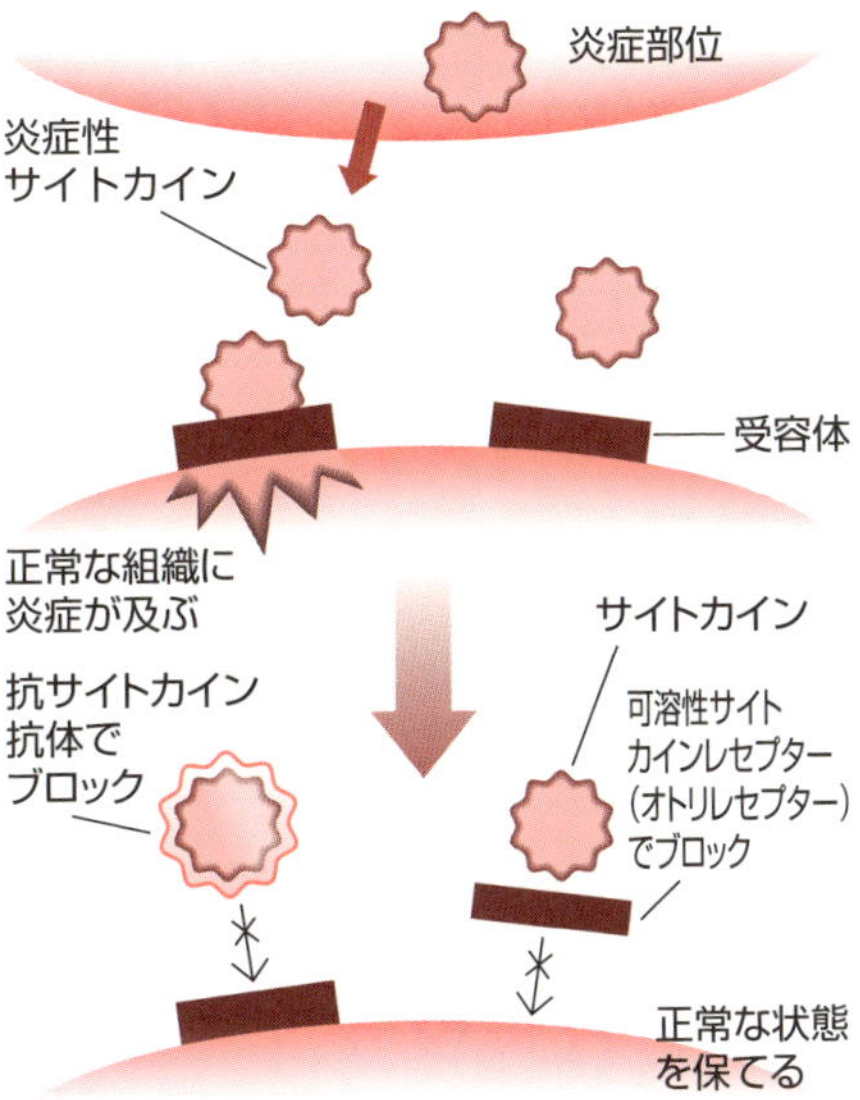

イトカインの産生やその働きを抑えようという治療法が開発されました。

TNF阻害薬

サイトカインの産生と作用を抑える物質のひとつが抗ＴＮＦα抗体、もうひとつが可溶性ＴＮＦ受容体です。いずれもＴＮＦαの働きを抑え、シグナルが伝達されるのを抑えることで、リウマチに対して強い治療効果を有しています。

これらの薬が素晴らしいのは、関節の破壊を抑えることができる点です。また、関節機能や日常労作の障害を改善することができます。

これらの薬は、リウマチ治療の概念を大きく変えたため、この革命的変化は「パラダイムシフト」とよばれています。すなわち、これまでリウマチは「身体機能障害をおこす病気」でしたが、これらの薬を早期から必要な症例に積極的に使用していくことで、日常生活に戻ることができるようになったのです。

とくに臨床症状がまったく消失する「臨床的寛解」だけでなく、関節破壊の進行を未然に防ぐ「構造的寛解」（画像的寛解ともよぶ）、機能障害を防止する「機能的寛解」に到達することもできるようになってきました。これらの寛解はあわせて完全寛解ともよばれます。

最近は、リウマチの早期発見と生物学的製剤などの早期導入により、約60〜70％に完全寛解を導入することができるようになりました。

一方、気をつけなくてはならないのが、感染症がおこりやすい点です。ＴＮＦαは、炎症では「悪玉」ですが、生体防御、とくに免疫反応では「善玉」の働きをします。ＴＮＦ阻害薬で、一律にＴＮＦαの働きを抑えてしまうと、感染症がおこりやすくなってしまうのです。

感染症で多いのは、呼吸器感染症（気管支炎や肺炎）、尿路感染症（腎盂腎炎《じんうじんえん》）、皮膚感染症（皮下膿瘍《のうよう》）などです。とくに、ＴＮＦ阻害薬を使用中には約１％の割合で肺炎がみられることが知られています。この場合、65歳以上の高齢、糖尿病、既存の肺障害、ステロイド使用などが危険因子です。

結核も気をつけなければならない副作用です。TNF阻害薬を使用する前に、結核に関する問診、胸部X線撮影、クオンティフェロン検査（血液検査で、γインターフェロン産生を測定するもの）などをあらかじめ行い、結核感染がないかどうかをスクリーニングすることになっています。もしも陳旧性（古くて活動していない）結核をもっていることがわかったときには、イソニアジド（イスコチン）という抗結核薬を予防的に服用することで、結核の再燃を防ぎます。

ニューモシスチス肺炎も注意しなくてはならない副作用です。この場合には、ST合剤（バクタ）の予防内服が行われることがあります。

インターロイキン6阻害薬

インターロイキン6（IL－6）の作用を阻害する治療法です。現在行われているのは、IL－6がIL－6レセプターに結合するのを抗体を使ってじゃまする方法です。具体的には、抗IL－6レセプター抗体であるトシリズマブ（アクテムラ）が使われています（189頁参照）。この抗体は、IL－6のシグナルが伝わるのをじゃまして、炎症を軽くします。リウマチに対する有効性は、TNF阻害薬にまさるとも劣りません。

このほか、最近ではIL－6そのものに対する抗体も開発中ですが、まだ臨床現場で使えるまでにはなっていません。

IL－6も炎症では「悪玉」として作用する一方で、生体防衛では「善玉」として働きます。このため、一方的にIL－6の作用を抑えすぎると、感染症などがおこることがあります。ただし、基本的な注意はTNF阻害薬の場合と同じです。

生物学的製剤の種類

抗TNFα抗体／インフリキシマブ（商品名：レミケード）

抗TNFα抗体はTNFαに対する抗体ですから、抗原であるTNFαに結合してその活性を中和することができます。

代表的な薬剤は、インフリキシマブ（レミケード）です。この抗TNFα抗体のほとんどの部分は人間の遺伝子産物ですが、抗原と結合する部分のみがネズミの遺伝子由来なので、二つの異なるものを結合させたという意味からキメラ抗体とよばれています。

リウマチの患者さんに点滴で0、2、6週と投与し、その後は2カ月に1度投与します。

欧米での報告では、従来の抗リウマチ薬がまったく無効であった患者さんでも、60～70％の例で明らかな有効性を発揮するだけでなく、関節の破壊も抑制することが証明されています。

インフリキシマブは誰にでも使用できるのではなく、メトトレキサートが十分に効かない患者さんのみにメトトレキサートと一緒に使うことが必要です。インフリキシマブ単独で使用することはできません。

このほか、完全にヒトの遺伝子に由来した抗TNFα抗体であるアダリムマブ（ヒュミラ）も使われています。この抗体は、2週間に1回の間隔で皮下注射されます。

ゴリムマブ（シンポニー）、セルトリズマブ（シムジア）という抗TNFα抗体もあります。いずれも皮下注射で使用します。単独でも使用できますが、メトトレキサートと併用するほうが効果が強いことが明らかになっています。

可溶性TNFレセプター／エタネルセプト（商品名：エンブレル）

これは、遺伝子組換え技術を使い、ヒトのT

ＮＦ受容体の遺伝子と、免疫グロブリン遺伝子とをつなぎ合わせた融合遺伝子を作製し、それによって製造した融合タンパク質です。

このタンパク質は、ＴＮＦαおよびＴＮＦβが細胞表面のＴＮＦ受容体と結合することを阻害するオトリレセプターとして作用します。このため、ＴＮＦαおよびＴＮＦβの作用を阻害し、強い抗リウマチ作用を発揮します。

この製剤はエタネルセプトとよばれ、週1回の皮下注射が必要です。自分で注射することも可能です。従来の抗リウマチ薬が十分に効かない場合が適応になります。効果は抗ＴＮＦα抗体とほぼ同様で、既存の治療が効かない患者さんの約7～8割に高い有効性を示し、メトトレキサートとの併用により治療効果が増強されます。しかし、インフリキシマブと異なり、エタネルセプト単独で使用することができます。

何らかの理由で点滴がしにくい場合、メトトレキサートが副作用で使用できない場合、他の生物学的製剤が無効の場合、などに使われます。

インターロイキン6阻害薬／トシリズマブ（商品名：アクテムラ）

大阪大学で開発された日本のオリジナル製品です。この抗体は炎症の悪化に関係するサイトカインのひとつであるＩＬ－6の活性を抑制しようというもので、月1回の点滴が必要です。最近では、2週間に1回の皮下注射をすることも可能になりました。

その有効性と安全性は、先に市場に出てきたＴＮＦ阻害薬に勝るとも劣らないことが明らかとなっています。臨床症状の改善、関節破壊の阻止、関節機能の改善などではＴＮＦ阻害薬と同等ですが、貧血などの改善はＴＮＦ阻害薬よりも優れています。効いてくるまでの期間はＴＮＦ阻害薬よりも遅いのですが、いったん効いてくると、ＴＮＦ阻害薬よりも長期に効くことも明らかとなっています。

ＴＮＦ阻害薬、とくに抗ＴＮＦα抗体のひとつの問題点は、当初はきわめて効果がみられても、やがて効かなくなってしまう点です。これはエスケープ現象ともいわれています。しかし、トシリズマブにはこのような問題点はほとんどありません。

もうひとつの利点は、メトトレキサートの併用を必ずしも必要としないことです。一般に、ＴＮＦ阻害薬はメトトレキサートと一緒に使うほうが効果が大きいのですが、トシリズマブは単独でも十分に効きます。このため、生物学的製剤を使用する場合には、ＴＮＦ阻害薬とＩＬ－６阻害薬であるトシリズマブのどちらから始めてもかまいません。最近では、トシリズマブを最初から使うことが多くなりつつあります。

ひとつ気をつけなければならないのは、感染症の症状である発熱などが出なくなってしまうことです。また、感染症の際には血液検査でＣＲＰが上昇しますが、トシリズマブを使っているあいだはＣＲＰが上昇しません。このため、感染症になった際に発見が遅れるという問題点があります。しかし、感染症の場合には発熱以外にも症状があるので、注意さえしていれば、大事になることはありません。

トシリズマブは、小児リウマチ（特発性若年性関節炎）にきわめて高い有効性を示しますし、キャッスルマン病とよばれる炎症性病態の特効薬としても知られています。

また、まだ保険適用はされていませんが、成人スティル病や血管炎症候群にも有効であることが報告されており、今後、その用途はさらに広がるでしょう。

Ｔ細胞阻害薬／アバタセプト（商品名：オレンシア）

この薬は、Ｔ細胞の機能を阻害することで、抗リウマチ効果を発揮します。

具体的には、抗原提示細胞（抗原を提示する能力のある細胞）上のCD80／CD86に結合することでT細胞の活性化を抑えます。

基本的には、月に1回点滴をします。単独でも使用可能ですが、メトトレキサートと使用するとさらに効果があがります。

有効性の点では他の生物学的製剤にひけをとりません。しかも生物学的製剤のなかでは、比較的、感染症の副作用を起こす頻度が少ないので、高齢者に好んで使用される傾向があります。

その他の生物学的製剤

このほか、米国ではIL－1レセプターアンタゴニスト（アナキンラ）とよばれる生物学的製剤も認可されています。ただし、この薬はインフリキシマブやエタネルセプトに比較すると有効性の点で劣るため、日本には導入されないでしょう。また、リツキシマブ（抗CD20抗体・リツキサン）とよばれるB細胞を標的とする薬もあり、欧米ではすでに認可されています。

このほか、リウマチに対しては、IL－6自体に対する抗体（シルクマブなど）やIL－17というサイトカインの活性を阻害する抗体（セクキヌマブ）などが治験中ですが、従来の生物学的製剤を超える有効性はみられていません。

生物学的製剤はやめられるのか？

これら生物学的製剤は単一の遺伝子由来であり、その効果がはっきりしているという利点があります。しかし、その一方で作製には多額の費用がかかるために薬価が高く、医療経済に多大な影響を与えることが懸念されます。

ちなみに、インフリキシマブやエタネルセプトの場合には、自己負担3割の場合に年間約150万円の治療費がかかるとされています。

これらの薬はリウマチを完治させるわけではなく、多くの場合、投与を中止すると再発してしまいます。また、口からのんだのではその効力がなくなってしまうために、注射で投与しなければならないという問題もあります。

さらに、サイトカインは生体の恒常性の維持に必要不可欠な物質ですから、ある特定のサイトカインの活性を人為的に抑えることによって、感染症など思いもよらない副作用が出る可能性が多分にあるのです。それでは、生物学製剤は中止することができないのでしょうか？

リウマチに対して早期から（できれば発症1年以内）に使用開始した場合には、高い有効性があるばかりか、一部の例では中止することができることがわかっています。

生物学的製剤によってリウマチが寛解に入り、それが半年から1年間続いた場合には、中止を検討します。多くの場合は、メトトレキサートは継続しながら生物学的製剤の投与間隔をあけてみて、それでも大丈夫なら生物学的製剤のみを中止してみます。それでも寛解が続けば、「生物学的製剤中止寛解」とみなします。

このように生物学的製剤を中止できるのは、発症早期から積極的な治療を開始した場合です。発症後数年を経過した場合には、生物学的製剤を中止するとリウマチが再燃する可能性が高くみられます。

バイオシミラー

ごく最近になり、バイオシミラーとよばれる一連の薬が出現しました。生物学的製剤のジェネリックのようなものです。遺伝子構造はオリジナルの生物学的製剤と同一ですが、糖鎖構造などは違います。

わが国ではインフリキシマブのバイオシミラーが発売されており、薬価は3割ほど安くなっています。このほか、近いうちに、エタネルセプトやアダリムマブのバイオシミラーも世の中に出てくる可能性があります。そうすれば、少しは値段も安くなるでしょう。

6章

ＱＯＬを向上させるために

ＱＯＬとは「クオリティ・オブ・ライフ」のことで、生活の質を意味する言葉です。たとえ膠原病になっても、きちんと療養をすることによって、ＱＯＬの高い生活を送ることは可能です。この章では、ＱＯＬを高めるための方法について説明します。

リハビリテーション

リハビリテーションには、理学療法、運動療法、作業療法、補助具療法などがあります。

膠原病の場合には、長いあいだ寝たきりになることも少なくないし、ステロイド薬を長期に服用していることで筋肉の萎縮もおきてきます。

このようなときには、関節と筋肉の機能が低下するのを抑えるために、リハビリテーションをすることが重要になります。なかでも、基本となるのは運動療法と理学療法です。

関節の機能を回復させる運動療法

まず、リハビリテーションの基本となる運動療法から説明しましょう。

運動療法の目的は、次の三つです。

(1) 関節の可動域を維持する。
(2) 筋萎縮と筋力低下を防ぐ。
(3) 関節の変形を防止する。

運動療法としてはリウマチ体操(196頁参照)が有名です。たとえリウマチでなくとも、膠原病の患者さんにはこの体操が役に立ちます。また、日本リウマチ友の会(232頁参照)ではリウマチ体操のビデオテープを有料で頒布しています。

リウマチ体操は簡単で、しかも優れた効果を発揮します。関節というのは、障子に似ているところがあります。つまり、開け閉めをしていない障子はすぐに滑りが悪くなってしまいますが、関節もこれと同じで、常に動かしておかないと動く範囲（可動域）が狭まってしまいます。リウマチ体操を継続的に実行することで、関節機能と筋力の維持や改善が望めるのです。

リウマチ体操の目安は、「翌日に疲れを残さない」程度にやることです。疲れが残ってへとへとになってしまうようではやりすぎです。毎日の日課として根気よく続けてください。

また、リウマチ体操は自分でやることが大切です。自分の痛みと相談しながら、我慢できる程度に行ってください。人の手を借りてむりやり関節を曲げたり、他人が痛みにかまわず動かしたりしてしまうと、かえって関節を傷めてしまうことがあります。

膠原病の患者さんで、とくに筋力が落ちるのが、太もも前側にある大腿四頭筋という筋肉です。この筋肉はからだを支えるのに重要な役割を果たしていて、この筋力が落ちてしまうと、転倒しやすくなってしまいます。また、階段を降りるのにも、トイレで中腰の姿勢をとるのにも、この筋肉の力が必要です。

この大腿四頭筋を鍛えるのに道具などいりません。椅子にすわって、片足を伸ばしたまま膝

●大腿四頭筋を鍛える運動

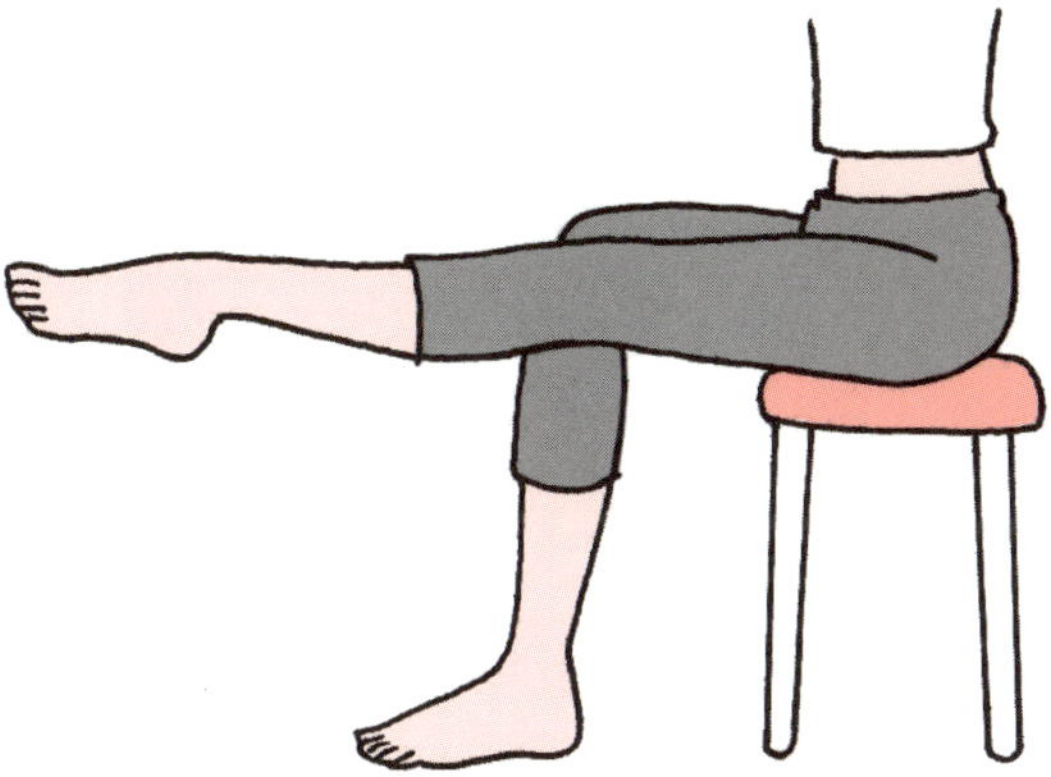

伸ばした状態で５～１０秒間静止する。
足首に重いものをつけて行うと効果が早まる。

下肢の運動

大腿四頭筋セッティング

ひざを伸ばした状態で、膝蓋骨《しつがいこつ》（お皿）を胴体のほうに引き上げるように意識して５秒間保持する。

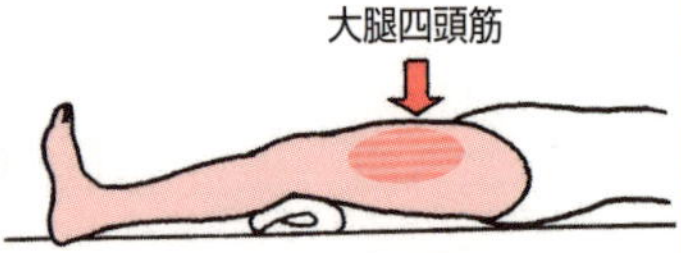

足首の運動

足部を左右同時に起こしたり伸ばしたりした状態で、それぞれ 3～5 秒間保持する。

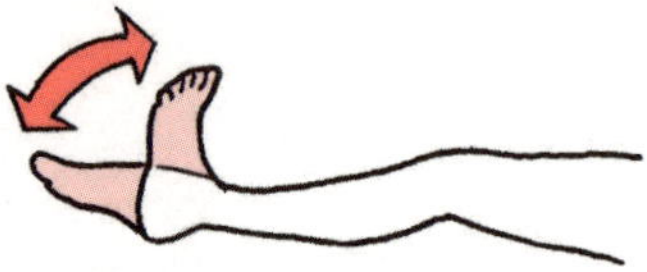

足を開く運動

両大腿部にヒモをかけ、膝蓋骨（お皿）を上に向けた状態で、両足同時に外へ開き５秒間保持する。

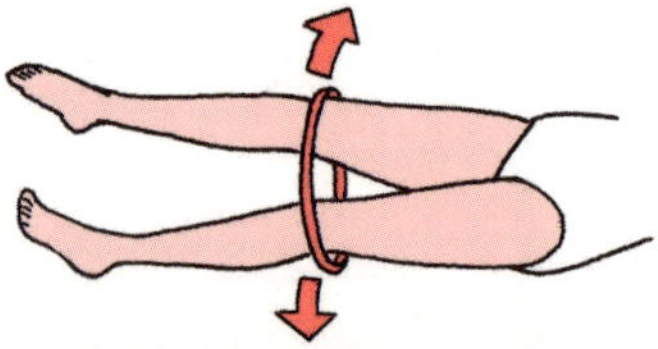

腰上げ

ひざを曲げて腰を上げた状態で 3～5 秒間保持する。

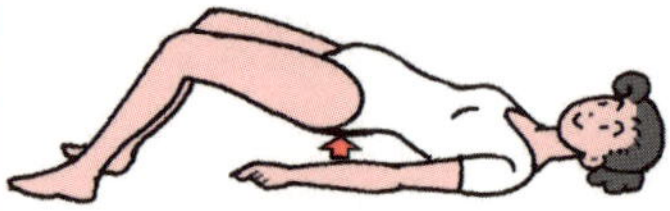

ひざを曲げた状態での屈伸

椅子またはベッドに座り、足首にヒモをかけ、左右交互に前後方向に動かした状態で、それぞれ５秒間保持する。

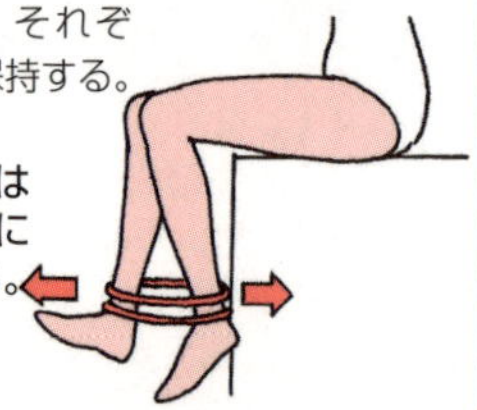

足を上げる運動

ヒモを足首にかけ、ひざを伸ばした状態で、左右交互に上げ、それぞれ５秒間保持する。

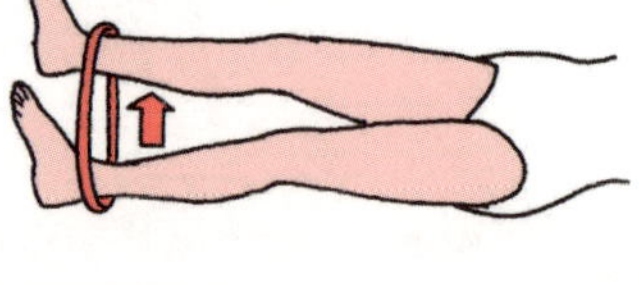

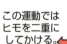

上肢の運動

肩をねじる運動

小さく前にならえをした状態で、前腕を外へ開き 3〜5 秒間保持する。

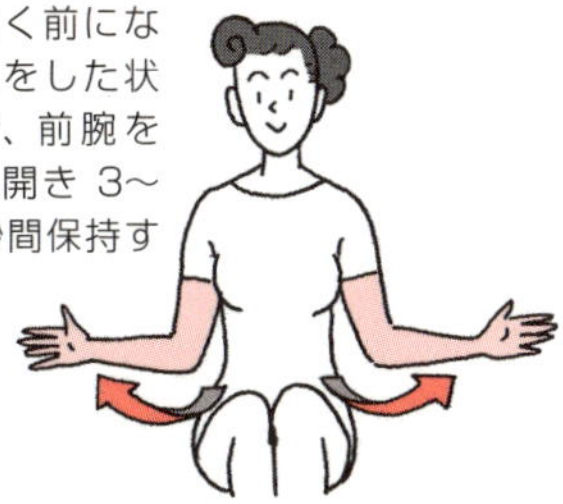

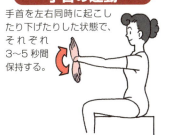

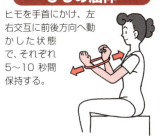

腕を上げる運動

前にならえをした状態で、5〜10 秒間保持する。また、この位置より上方・側方へも運動を行う。

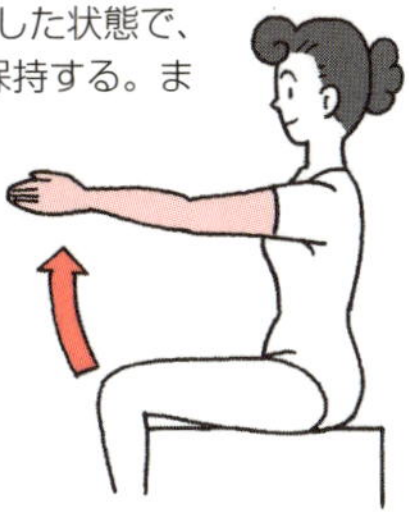

手首の運動

手首を左右同時に起こしたり下げたりした状態で、それぞれ 3〜5 秒間保持する。

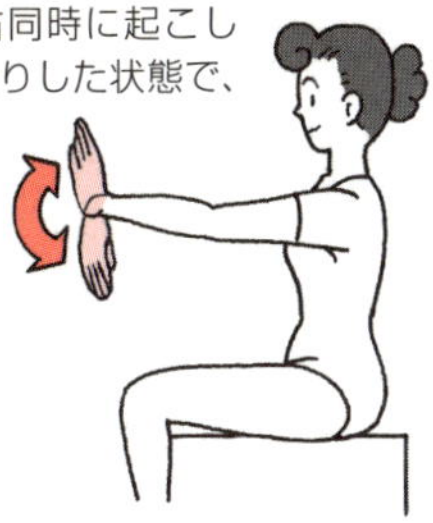

前腕を回す運動

小さく前にならえをした状態で、手のひらを上に向けたり下に向けたりするように手首を回し、それぞれ5〜10秒間保持する。

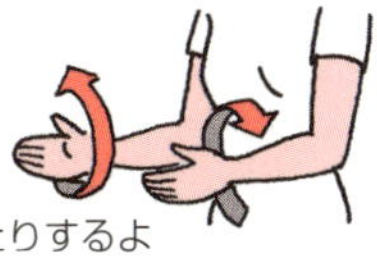

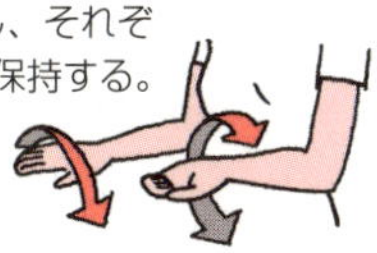

ひじの屈伸

ヒモを手首にかけ、左右交互に前後方向へ動かした状態で、それぞれ 5〜10 秒間保持する。

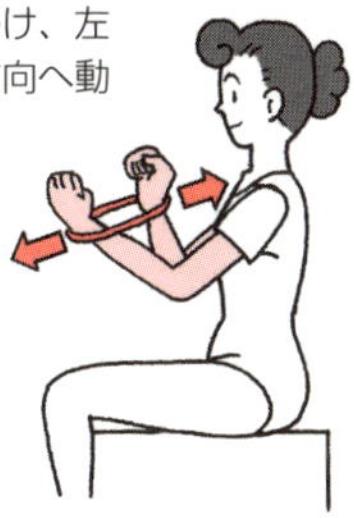

手指の運動

指を大きく開いたり握ったりした状態で、それぞれ 3〜5 秒間保持する。

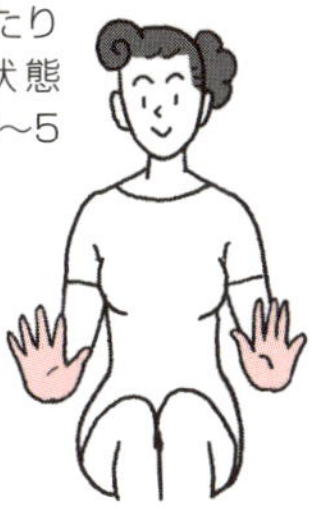

この運動を、いつ、何回ずつ行うかは、医師・理学療法士に相談し、その指示に従いましょう。

から下が床と水平になるまで持ち上げます。そこできちんと静止してから足を下ろします。「1、2、3」と、自分で号令をかけながら、左右交互に繰り返します。

1日30回が目安です。最初から30回も足を上げ下げするのはむずかしいので、徐々に回数を増やしてください。30回できるようになったら、次はこれを午前中に1セット、午後に1セットできるように頑張ってみてください。

これを1カ月続ければ筋力が徐々に回復してきます。太ももの前側の筋肉を自分で触ってみると、硬く、しかも太くなってくるのがわかるはずです。

このほか、プールで泳ぐことはもちろん、水中歩行も運動療法に入ります。水中では浮力があるために、関節や筋肉に負担をかけすぎないですみます。

理学療法

痛みをとり、血液の流れをよくするために行うのが理学療法です。これもリハビリテーションを行ううえで基本になります。

簡単なのはぬるま湯やパラフィンの中に手足を浸すものから、ホットパック療法といって温かいパックで患部を温めるものまでいろいろあ

●ホットパック

40度ほどに温めたやわらかいホットパックを、タオルに包んで患部にあてる。

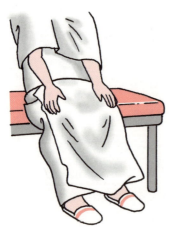

マイクロ波（超短波・極超短波）

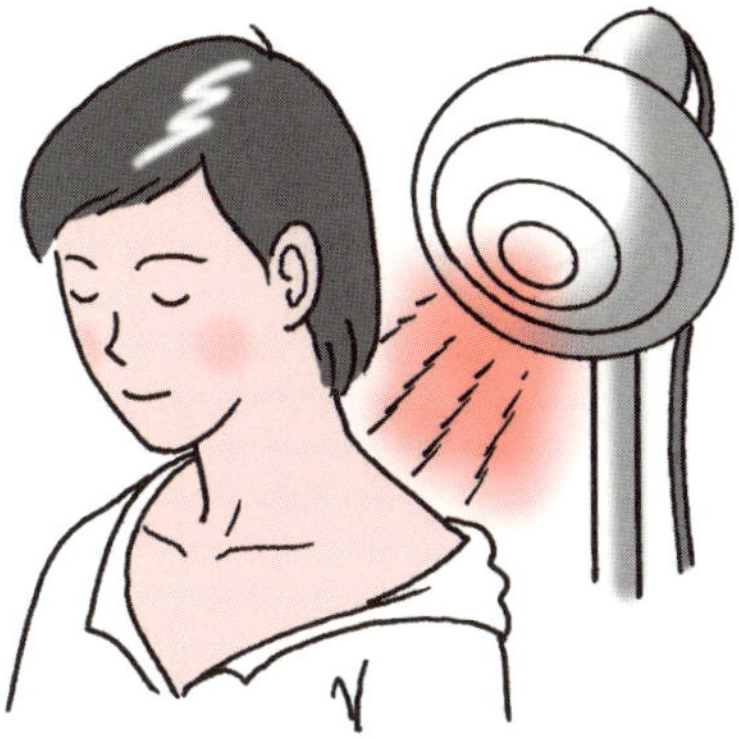

患部に 10 分間ほど照射する。体表だけでなく、関節や関節周囲の筋肉まで温めることができる。

ります。また、血液の流れをよくするために赤外線で患部を照射するやり方もあります。

これらはいずれも急性の炎症が治まって、慢性期に入ってから行うものです。

日常の動作を助ける作業療法と装具療法

これは入院中に、主として院内の理学療法部あるいはリハビリテーション部という専門の場所で行うものです。

作業療法を指導してくれる専門家は作業療法士（ＯＴ）、理学療法の場合には理学療法士（ＰＴ）とよびます。

作業療法では、手や手指の機能回復を目的として、たとえば編み物をしたり、手芸や木工をしたり、さまざまな方法で行われます。機能回復に重要なばかりか、精神的にもリラックスするために好適です。

装具療法では、頸椎病変に対して頸椎カラーを用いるとか、外反拇指《がいはんぼし》を矯正する装具を用いる場合などがあります（次頁図参照）。また、食事をする際の補助具や、衣服の着脱に補助具を使用する場合もあります。

どのような作業療法が適しているのか、あるいはどのような装具が必要なのかは患者さんによって異なるので、専門の作業療法士または理学療法士とよく相談してください。

痛みをやわらげたり、変形を矯正する装具療法

痛んだ関節を支えてくれる

手 指の形が白鳥が首をもたげたようになるスワンネック変形や、親指の変形、親指以外の4本の指が小指のほうへ曲がっていく尺側偏《しゃくそくへん》位《い》などに対して、専用の装具を用いて変形を矯正する。把握力の低下も補う。

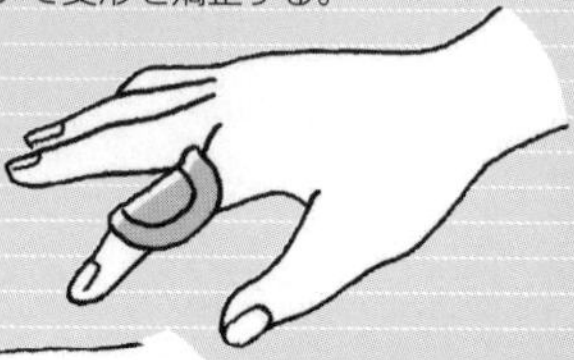

スワンネック変形用

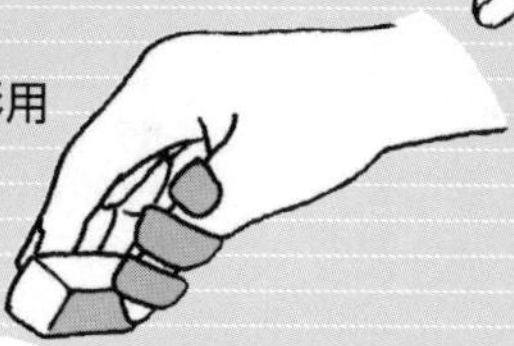

親指の変形用

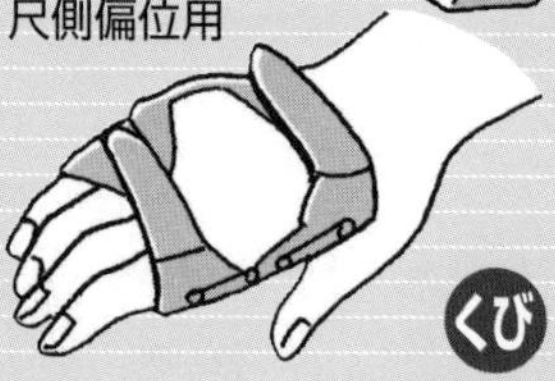

尺側偏位用

ひざ ひざ関節の変形を防ぎ、歩行時の痛みをやわらげる。

くび くびの骨（頸椎）のズレが神経を圧迫しておこる痛みやしびれが軽減される。

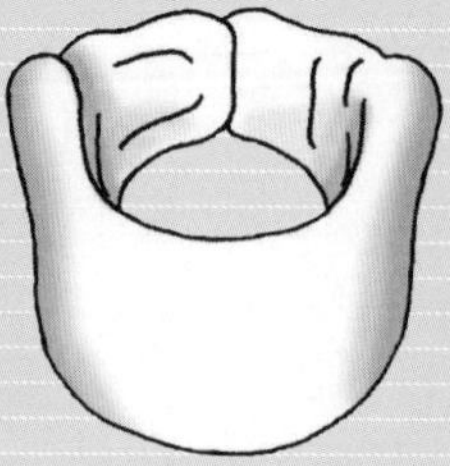

頸椎カラー

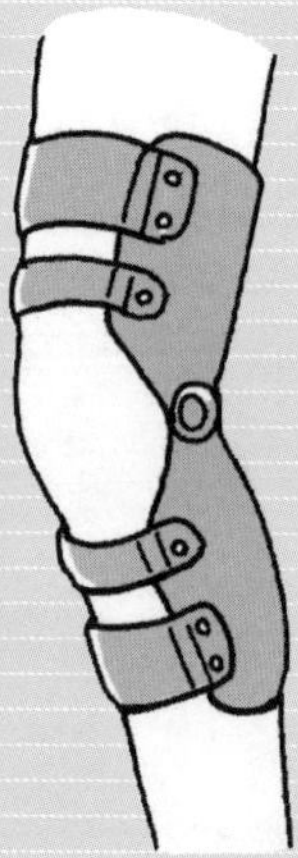

ひざ装具

足 指の変形には、足底板《そくていばん》をあてたうえで靴を履くと歩行が楽になる。

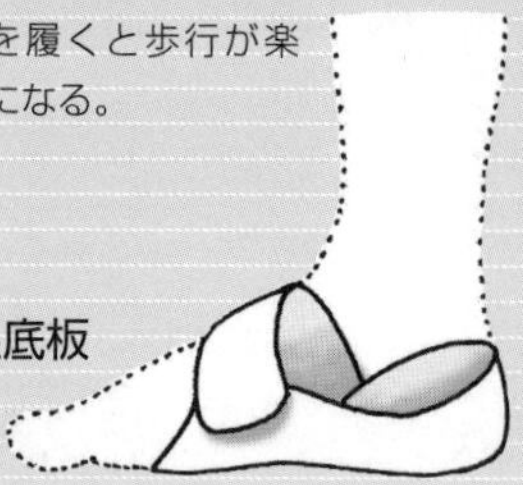

足底板

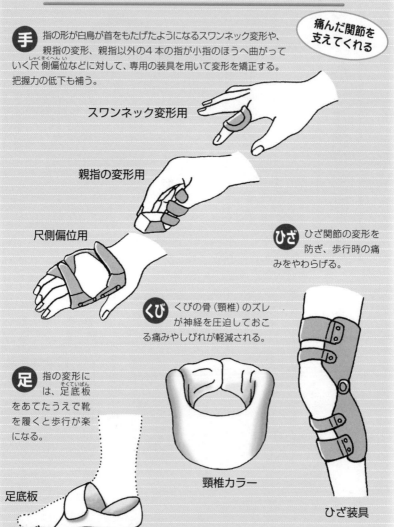

長くつきあえるお医者さんを見つけよう

膠原病は長期にわたる治療が必要です。そのためには、頼りになる専門医を探すことが大切です。

膠原病を専門にしているのは内科医ですが、内科であれば誰でもよいというわけではありません。日本内科学会認定医であり、これにくわえ日本リウマチ学会専門医の資格をもっている必要があります。「専門医」の上には、さらに「指導医」という資格もあります。

もちろん、リウマチの診療には整形外科の先生もあたっています。整形外科でもリウマチ診療のエキスパートは、日本整形外科学会と日本リウマチ学会でリウマチ診療の専門資格を取得しています。

このような専門の資格をとるためには、それぞれの学会に診療記録、診療履歴、研究業績、学会参加記録などを提出し、しかも筆記試験を受けなくてはなりません。また、一定期間ごとに更新の手続きが必要になっています。

アメリカでは、内科のなかに膠原病を含むリウマチ性疾患を診療するための専門医認定試験があります。これはとても厳しい試験で、しかもこの試験を通過したあとも、一定期間ごとに更新のための研修を受けることが求められています。

日本でも、最近になって徐々に膠原病診療を行える専門医が増えつつありますが、まだまだ足りないのが実状です。膠原病外来は、どこも患者さんで混雑しており、医師たちは昼食をとる時間すらもてずに診療に追われています。

なぜ膠原病の診療に内科の医師が必要なのかというと、少なくとも二つの理由があげられます。

第一の理由は、膠原病は全身疾患であるということです。

膠原病では複数の臓器に病気がおこることがあります。とくに生命の維持に重要な役割を果たしている心臓、肺、神経などに病気がおこる可能性があるため、その診断には、胸部X線写真から病気の有無、またその状態などを読みとれなければいけませんし、心電図も読めなければなりません。これらの検査結果を総合的に判断して的確な診断をくだし、これを適切に治療できるのは内科医なのです。

二番目の理由は、すでに第5章で述べたように、膠原病の薬にはさまざまな副作用がおこる可能性があるということです。

副作用を早い段階で見つけて適切に対処できるのもやはり内科医です。同じ薬でも、人によって効果の出かたや副作用の出かたが違います。アレルギーや副作用などがないように薬の量のさじ加減ができるのも、やはり内科医なのです。

最近では、診療科目として、「膠原病内科」、「膠原病・リウマチ内科」、「アレルギー・膠原病内科」などを標榜している病院が増えてきました。ただし、このような名称を掲げることには何の定めもなく、自由にできるのが実情です。たとえ、専門医がいなくても勝手に標榜することができるのです。

これに対して、日本リウマチ学会では、よりよい膠原病診療が行えるように、膠原病専門医がいる施設に対して、教育施設の認定を行っています。

専門医・指導医と教育施設は、日本リウマチ学会のホームページを参照してください(http://www.ryumachi-jp.com/authorization/)。

連携プレーができるお医者さんが必要

膠原病の診療で大切なことは、専門医同士の連携プレーです。たとえば、心臓の病気があれば循環器内科のお医者さんと、肺の病気があれば呼吸器内科のお医者さんと、一致協力して診療することが必要になります。

膠原病では発疹が出やすいので、皮膚科のお医者さんとはとくに緊密な連携が必要です。

また、患者さんが妊娠すれば産婦人科のお医者さんとの連携が大切になります。

このように、診療の連携プレーがすみやかにできる病院を探すことも重要なポイントになります。今や、たった一人のお医者さんがすべてを診療する時代ではありません。専門分化した領域で、お互いの得意技を生かして診療を進めていくのが、現在の医療だといえます。

大切なのはお医者さんとのコミュニケーション

たとえ専門のお医者さんが見つかっても、先生とのコミュニケーションがとれないのでは困ります。

膠原病の患者さんは、日常管理で気をつけなくてはならないことが山ほどあります。かなりの知識は入院したときに覚えることができますが、外来でもいろいろと質問したいことが出てくるものです。しかし、そんなときに一方通行のコミュニケーションでは、患者さんのQOLを向上させることはできません。

ベテランの先生が「わたしの言うとおりにしなさい！」と押しつけてくることもありますが、これは「権威主義」といい、現代の医療には通用しません。

患者さんとお医者さんの間は決して上下の関係ではなく、対等な関係です。ですから、そうした観点に立った、両者のコミュニケーションが必要なのです。患者さんの話をよく聞いてくれるお医者さんを探しましょう。

自分一人が患者さんではない

お医者さんは患者さんの話をていねいに聞く必要がありますが、一方で患者さん側にも心得てほしいことがあります。

外来で自分一人が患者さんであるかのように、延々と話し続ける人がいます。そんな患者さんは、「お医者さんは自分一人のためにいてくれる」と錯覚しているのではないかと思えてしまいます。「話を聞いてほしい」――それはよくわかるのですが、膠原病の専門医が少ない現状では、「すべてのお話を聞きましょう」というわけにはいきません。

また、予約制の外来とはいっても、急患が来たり、臨時の重症患者さんが来たりすることもたびたびで、膠原病外来はいつも混雑しているのが実情です。もちろん、わたしたち医師も、患者さんを待たせることをよしとはしていません。できるだけ速やかに進めるように努力をしているつもりですが、どうしても時間どおりに診療することはむずかしいのです。

そうした外来で延々と話をされると、次に待っている患者さんたちに迷惑がかかってしまいます。

待たされた患者さんのなかには、診察室に入ってくるなり不満げに「なんでこんなに待たされるのでしょうか?」と聞いてくる人もおられます。食事もとれずに診療をしているわたしたちは情けないかぎりで、何ともお答えのしようがありません。

少しでも、こうした事態を改善するために、あらかじめこちらへ伝えたい要点を自分で整理しておいてくださると助かります。

病歴や薬の使用歴などを書いて持参する

膠原病の経過は長いうえに、いろいろなお医者さんにかかっている場合が少なくありません。そのため、それまでに服用した薬も多種になります。

したがって、専門医に受診するときには、今までの病歴やお薬手帳を持参してくださると、能率のよい、的確な診療ができます。

転院のときは紹介状が必要

また、転院をする場合には、前のお医者さんからの紹介状があると状況がわかりやすくなります。紹介状にはこれまでの病歴のみならず、検査成績や薬物アレルギーの有無などが書かれているからです。

どうしても転院しなくてはならないときには、これまで診てもらった主治医にお願いして、紹介状を書いてもらってください。

よく、紹介状なしに外来に飛び込んで来る人がいますが、そのような場合には状況がわからないので、短時間に正しい判断をすることができません。

それから、同じ病気で一度に複数の病院に受診しないことです。ときどき、あちこちの病院に受診して、両方から出された薬を自分で適当に判断してのんでいる人がいますが、これは大変に危険な行為です。保険診療上も、同一病名で、同一時期に、複数の医療機関で治療を受けることは禁止されています。

ドクター・ショッピングはやめる

また、ドクター・ショッピングも困った受診態度です。ウインドウ・ショッピングとは、はっきりとした買い物の目的もなく、なんとなくぶらぶらと商品を見て歩くことをいいますが、医療の現場でもドクター・ショッピングといって、同じようなことをする患者さんがいます。

つまり、冷やかし半分に受診しているかのように、短期間のうちに次々とお医者さんを変えることです。それでは、お医者さんとの信頼関係も築けず、適切な治療を受けることもできません。

治療とは時間をかけて、その人のからだのことを十分に熟知しながら行っていくものであることを知っていただきたいと思います。

その他、知っておきたいこと

セカンド・オピニオン

ここまでで説明してきたように、膠原病は重度の身体的障害をきたすことがあるし、病気ごとに治療法も違います。その過程で患者さんが疑問をもち、主治医の説明に納得できないときや、治療方針の妥当性を確認したいときに、ほかの医療機関にセカンド・オピニオンをお願いすることは、決して悪いことではありません。遠慮したり、隠したりせずに正直にお話しいただければ、主治医は専門医を紹介してくれるはずです。

ただし、セカンド・オピニオンを聞きに行く場合には、主治医の先生からすべての検査データ、画像などをいただき、紹介状とともに受診することが必要です。

通常、セカンド・オピニオンの場合には、現在の診断や治療内容が果たして妥当であるかどうかを検討してくれますが、治療はしないのがふつうです。治療法の変更をする場合には、転院が必要になります。

自分の薬を覚えること

自分がのんでいる薬の名前と量を覚えておくことは大切です。そうすることで、いつも正しく服薬することができます。うろ覚えのまま、いい加減に薬をのんでいると、のみすぎて副作用をおこしたり、あるいは量が足りなくて本来の効果があがらなかったりします。

また、旅行に行ったときに薬をなくしたとか、あるいは急に他の病院に入院するようになった場合にも、患者さんが薬の名前や量を覚えていないと困ることがあります。

最近は、多くの薬局で患者さんに「お薬手帳」を渡すようになったので、外出するときにはこの「お薬手帳」を忘れずに携行してください。

膠原病に対する正しい知識をもつこと

膠原病になってしまったからといって絶望することはありません。膠原病イコール難病という考えは誤りです。膠原病は、正しく療養することによって難病ではなくなります。

しかし、正しい療養を行うためには、患者さんとご家族が、病気に対する正しい知識をもつことが大切です。よく口さがない噂に振り回されて、右往左往している人を見かけることがあります。

病気について正しい知識をもっていれば、そのようなこともなく、治療のじゃまをされることもありません。

膠原病であることを自覚する

膠原病になってしまったら、目を覆って見ないふりをしても、何の解決にもなりません。まず、膠原病であることを認め、これを理解し、克服しようとする態度こそが大切です。目をそむけるよりも、積極的に前を見ようとする姿勢が療養には必要なのです。

家族と友人の理解と協力

膠原病と一人で闘うのは大変です。しかし、ご家族や友人の理解や援助があれば百万の味方を得たも同然です。患者さんの多くは女性であり、ちょうど家庭で育児をしたり、社会で仕事をしたりという、人生で重要な働き盛りの時期に病気にかかってしまいます。

このようなとき、夫の理解と協力がなくては正しい療養生活を送ることはできません。また、ご家族や友人からの温かい励ましは、療養生活を送るうえに、大いにプラスになります。

ときどき、自分が膠原病であることをご家族に隠そうとする人がいますが、賢明なやり方とはいえません。それでは自分一人で重荷を背負ってしまうようなものです。

まずは、ご家族や友人からの応援のもとに、病気とうまくつきあう「コツ」を見つけることが大切です。

7章

膠原病と上手につきあう方法

膠原病を「敵」にまわさず、上手におつきあいする「コツ」を見つけることはとても大切なことです。そのためのいくつかの方法を紹介します。

日常生活を快適に過ごすために

食事・嗜好品《しこうひん》

基本的には何を食べてもかまいません。とくに食べてはいけないものはありません。ただし、バランスのよい食事を心がけてください。肉食にばかり偏るとか、逆にあまりにもタンパク質が少ない食事では困ります。

ステロイドをのんでいると、どうしても太りやすくなりますから、服用量が多いときには、カロリーをとりすぎないようにしてください。間食をしないこと、そして甘いものを食べすぎないことです。コーヒーや紅茶にどうしても砂糖を入れたければ、代わりに人工甘味料を使用するとカロリーを抑えられます。

また、おなかがすいて困るときは、野菜を多めにとるとよいでしょう。たとえば、野菜サラダなどは栄養のバランスの点からもよいですし、おなかをふくらませるには最適です

ステロイドをプレドニゾロン換算で1日に5㎎（1錠）以上を長期間にわたって飲んでいる場合は、牛乳などからカルシウムを十分にとる必要があります。

フロセミド（ラシックス）などの利尿剤をのんでいる場合には、おしっこでカリウムが出ていってしまうので、野菜を十分にとることがとくに大切です。どうしても生野菜を食べられないならば、野菜ジュースでもかまいません。今

は味のよい野菜ジュースがいろいろと販売されています。

ただし、腎機能がかなり悪い場合には、カリウムやタンパク質の摂取制限があります。この場合には、主治医に相談してください。

お酒も適度であればかまいません。「酒は百薬の長」といいます。適量のお酒は血液の循環をよくしてくれますし、精神的なリラックスも与えてくれます。ただし、のみすぎは危険です。とくにメトトレキサート（リウマトレックス）を服用しているときの飲酒は、肝機能障害をおこしやすいのです。

反対にたばこはまったくおすすめできません。たばこのなかのニコチンが、血管を収縮させるためにレイノー現象や皮膚潰瘍などを悪化させます。心臓に栄養を送っている冠状動脈が収縮すれば狭心症がおこります。また、たばこは胃潰瘍や気管支炎をおこしやすくします。よく咳をしながらたばこを吸っている人を見かけますが、健康の面からいえば論外です。

衣服

全身性エリテマトーデス（ＳＬＥ）の患者さんは日焼けすると病気が再発することがあるので、夏場の紫外線が強いときには長袖のブラウスを着てください。最近はよい日焼け止めクリームもあるので、これを塗るのも有効です。

レイノー現象の強い人は、寒くなってきたら早めに手袋を用意してください。携帯用のカイロをポケットにしのばせておき、指が冷たくなったらすぐに温めるのもよいでしょう。

体温の調節がしやすい衣服を着ることも大切です。寒いときは、薄着をしてその上からオーバーやジャンパーを着るのもひとつの方法です。暑くなったら、コートを脱ぐことで体温の調節ができるからです。

よく、病院の待合室で厚着をして汗をだらだらかいている人を見かけますが、これでは逆効果です。汗をかいたあとに、からだが冷えてかぜをひいたのではなんにもなりません。

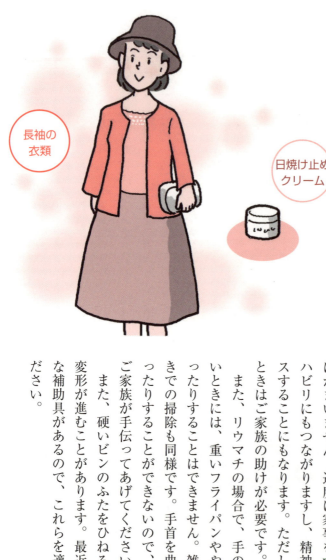

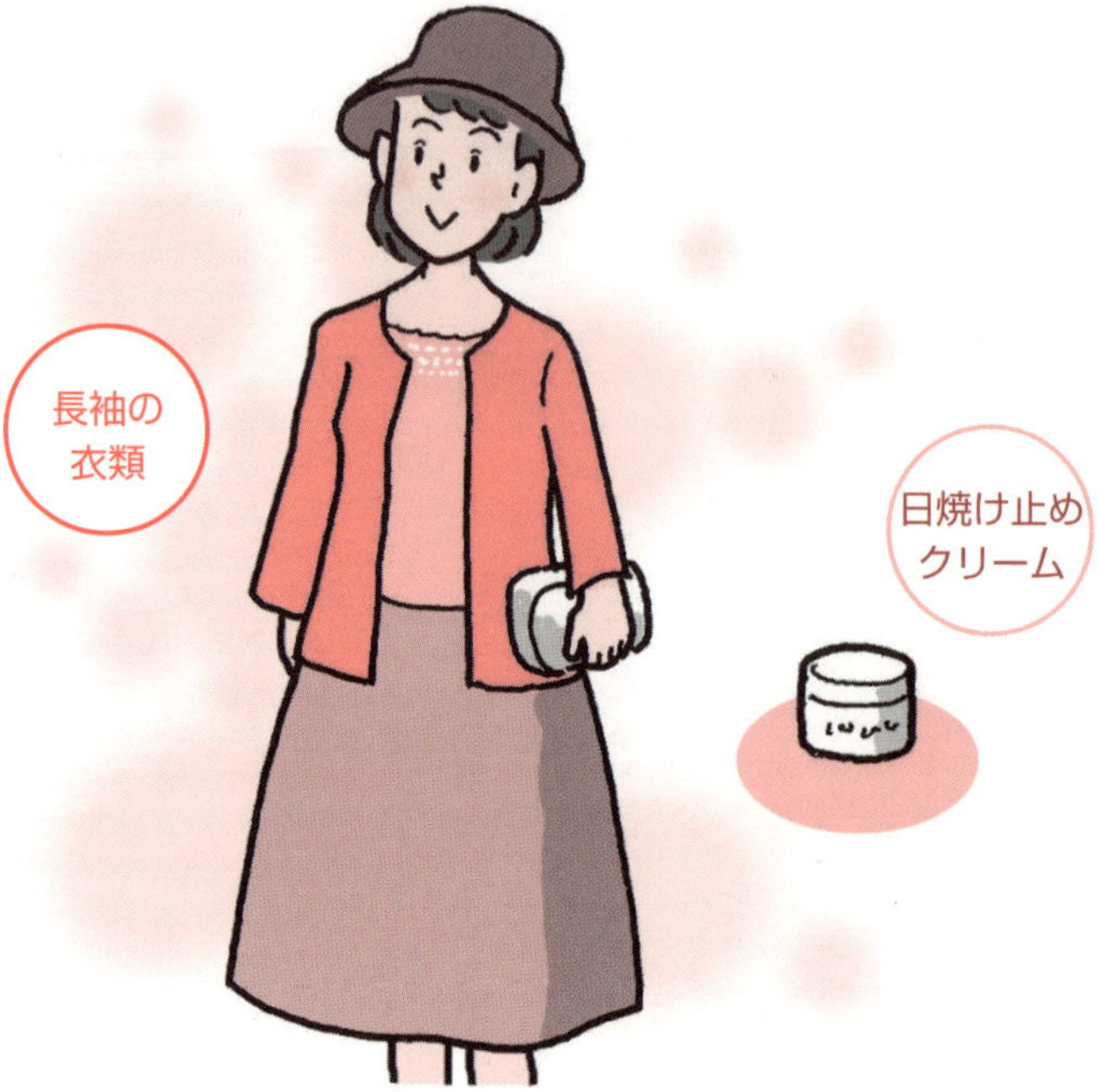

家事

からだの調子さえよければ、家事をすることはかまいません。適度に家事をすることは、リハビリにもつながりますし、精神的にリラックスすることにもなります。ただし、調子が悪いときはご家族の助けが必要です。

また、リウマチの場合で、手の関節炎がひどいときには、重いフライパンややかんなどを持ったりすることはできません。雑巾がけやほうきでの掃除も同様です。手首を曲げたり、ひねったりすることができないので、この場合にはご家族が手伝ってあげてください。

また、硬いビンのふたをひねろうとして手の変形が進むことがあります。最近ではさまざまな補助具があるので、これらを適宜使用してください。

●負担を軽くするための家事のポイント

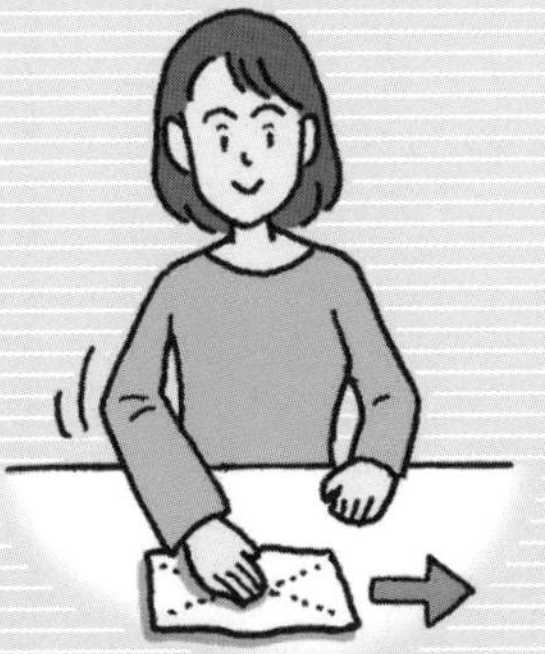

尺側変形を防止するため、雑巾でテーブルをふくときは、右利きの場合には右から左へふく。

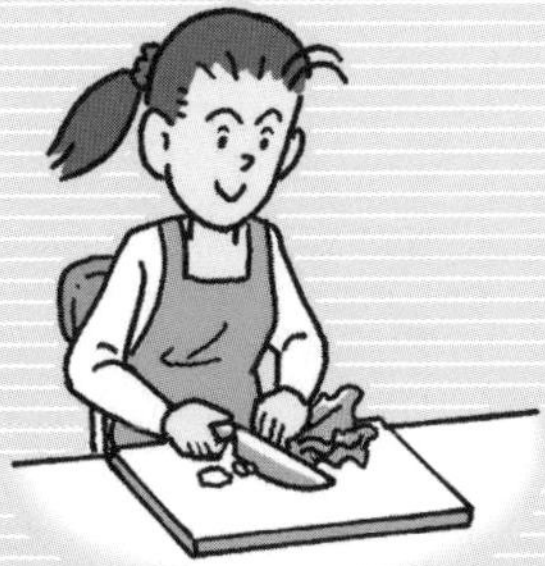

立ち仕事は、椅子にこしかけて行う。

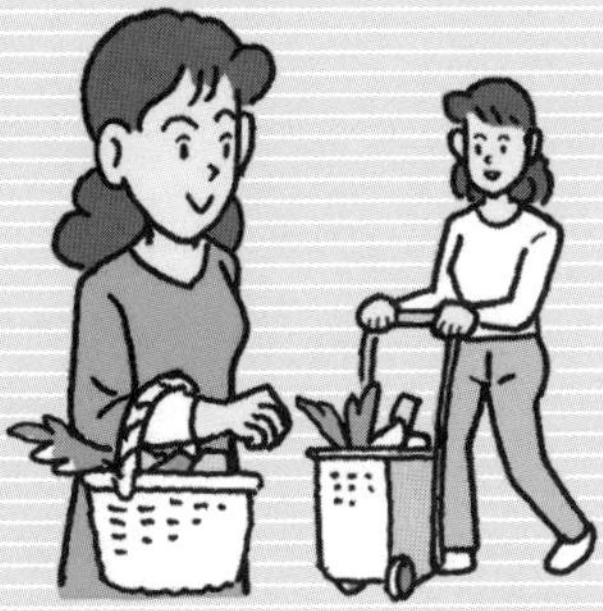

買い物をするときは、カゴは手にもたず、ひじにさげるようにする。

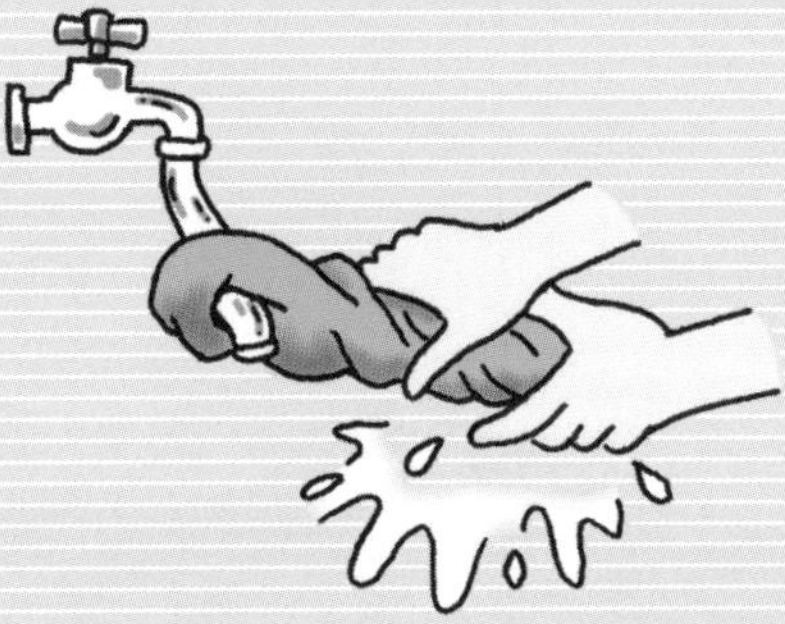

雑巾をしぼるときは、手首をひねらないように注意する。水道の蛇口などに雑巾をかけて両手で回すとよい。

鉛筆やボールペンで書くときは、紙や布を巻いて握りやすくして使う。

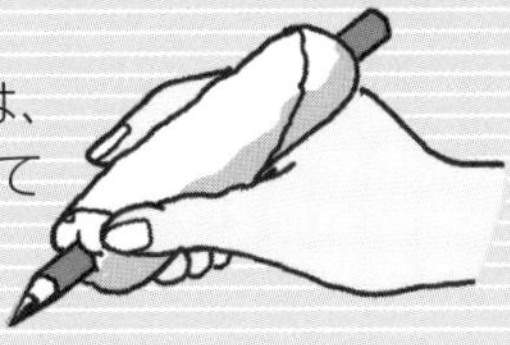

運動と休息

適度の運動はリハビリのために重要です。しかし、やりすぎは禁物です。目安は「翌日に疲れが残らないようにすること」です。運動をしすぎて翌日に疲れが残るようではやりすぎだと思ってください。

運動の目的で散歩をすることもよいでしょう。天気のよい日なら気分転換にもなります。

ただし、転ばないように注意することが大切です。長い間寝ていると、からだを支える筋肉が弱くなっています。転んだあげくに大腿骨頭を折って、またベッドに逆戻りしたのでは、あまりにも残念です。「転ばぬ先の杖」で、自信がないときは恥ずかしがらずに杖を使ってください。

最初はあまり無理をせずに短い距離から始め、無理なくできるようになったら次第に距離を増

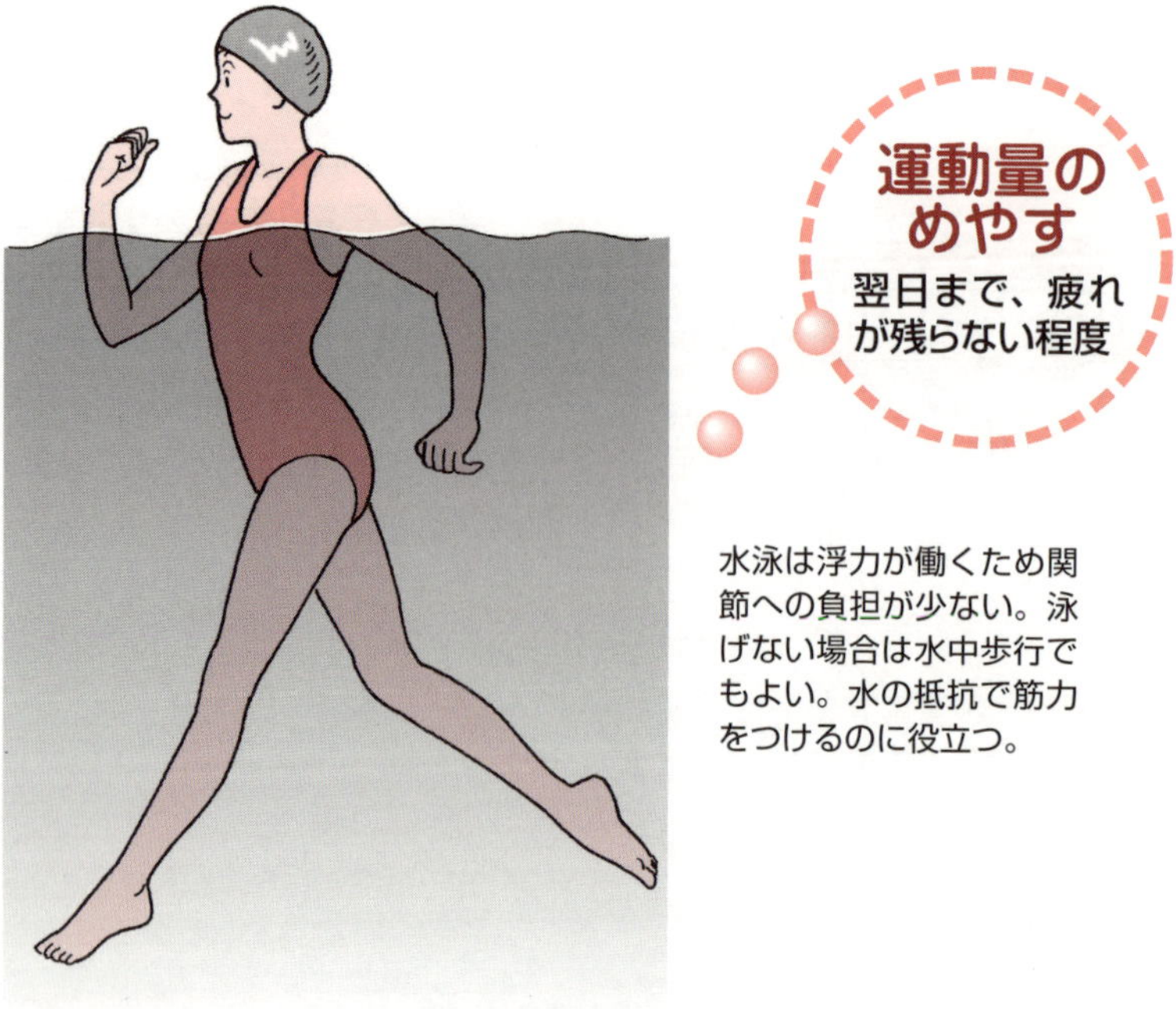
運動量のめやす
翌日まで、疲れが残らない程度

水泳は浮力が働くため関節への負担が少ない。泳げない場合は水中歩行でもよい。水の抵抗で筋力をつけるのに役立つ。

やしてください。長く歩けるようになったら、少しずつ歩幅を拡げ、手をふって歩くようにしましょう。軽く汗ばむ程度のスピードで歩けるようになったらしめたものです。

リウマチの患者さんの場合には、ひざの関節にあまり負担をかけられません。その点ではスイミングはとてもよい運動になり、なおかつ関節に力をかけすぎません。泳げない場合には、水中歩行でもよいでしょう。

水のなかは抵抗があるので、筋力をつけるのに役立ちます。しかも浮力があるので、ひざや足首にかかる負担も少なくてすみます。自分のペースで水の中を歩いてください。また、スイミングは心臓や肺にも適度の負荷をかけるので、「息が切れない」程度に泳ぐことで心肺機能が高まります。

一方、安静も必要です。まだ病気がコントロールされていないうちは、午後に1時間程度の昼寝をすると、からだが楽になります。

また、運動をしすぎて疲れが残ったときは、翌日には十分に安静と休養をとってください。睡眠は、8時間はとりましょう。睡眠不足になると、てきめんに症状が出やすくなります。

サプリメント

よく、栄養をつけるためといって市販のサプリメント（栄養補助食品）を山のようにのんでいる患者さんに出会います。しかし、バランスのよい食事さえきちんととっていれば、サプリメントは必要ありません。

もし、どうしてものみたいときには、主治医とよく相談してください。ビタミン剤のなかでもビタミンBやCは水に溶けるので、たとえのみすぎてもおしっこで出ていくので、害にはなりません。しかし、ビタミン剤のなかでもビタミンA、D、E、Kなどは脂肪にしか溶けないので、とりすぎるとからだのなかにたまってしまい、害を及ぼすことがあります。

メトトレキサートを飲んでいる場合には、葉酸の取りすぎは要注意です。メトトレキサートは葉酸の働きを抑えることで効果を発揮します。しかし、青汁などには大量に葉酸が入っているので、青汁を飲むとメトトレキサートの効果がなくなってしまいます。

また、「ひざが悪いから」といってヒアルロン酸やコンドロイチンを飲んでいる人がいますが、これらは胃のなかで分解されてしまうので、関節には届きません。

何でもそうですが、「過ぎたるは及ばざるがごとし」です。

民間療法・漢方薬

民間療法は膠原病の治療に効くのでしょうか？　よく新聞やテレビで「なんとかエキス」、「玄米療法」、「絶食療法」、「へその緒・・・」などが宣伝されています。これらは目の玉が飛び出るほど高いので、効くのかと思っている人もいるかもしれません。しかし、なんら科学的根拠はありません。

漢方薬も同様です。とくに膠原病の治療に有効なものはありません。そんなに有効な治療法があれば、とっくにわたしたち医師が日常診療に取り入れているはずです。

ワクチン

インフルエンザワクチンは、できるかぎり受けてください。膠原病をもっていてステロイドや免疫抑制薬をのんでいると、抵抗力が弱くなります。毎冬、インフルエンザワクチンを接種することをお勧めします。

肺炎球菌ワクチンは、65歳以上の方にはお勧めです。膠原病の治療中は肺炎をおこしやすく、重症になりやすいことが知られています。とくにステロイド、免疫抑制薬、生物学的製剤などを使用中の高齢者は、肺炎球菌ワクチンがお勧めです。

たとえ、これらの薬剤の使用中でも、ワクチンの効果は十分みられることがわかっています。

結婚と妊娠・出産と育児

結婚と妊娠

膠原病は結婚適齢期の女性がかかることが多いため、結婚と妊娠・出産・育児のことがいつも問題になります。

まず結婚ですが、結婚するにあたっては相手の方とそのご家族に病気のことをよく理解してもらうことが必要不可欠です。病気のことを知らせずに結婚をして、後から離婚に至るという例も決してまれではありません。病気になると、夫やそのご家族からの精神的・肉体的サポートがどうしても必要になるからです。

病気であることを隠しておいて、後から病気だと話しても、なかなか協力してもらえないのは当たり前のことです。病気であることを理解し、それでもなおかつ結婚をしてくれる相手が必要なのです。

次に妊娠ですが、ステロイドは妊娠する能力には影響を与えません。

ただ、抗リン脂質抗体という特殊な抗体をもっている場合には、何度も流産を繰り返すこと

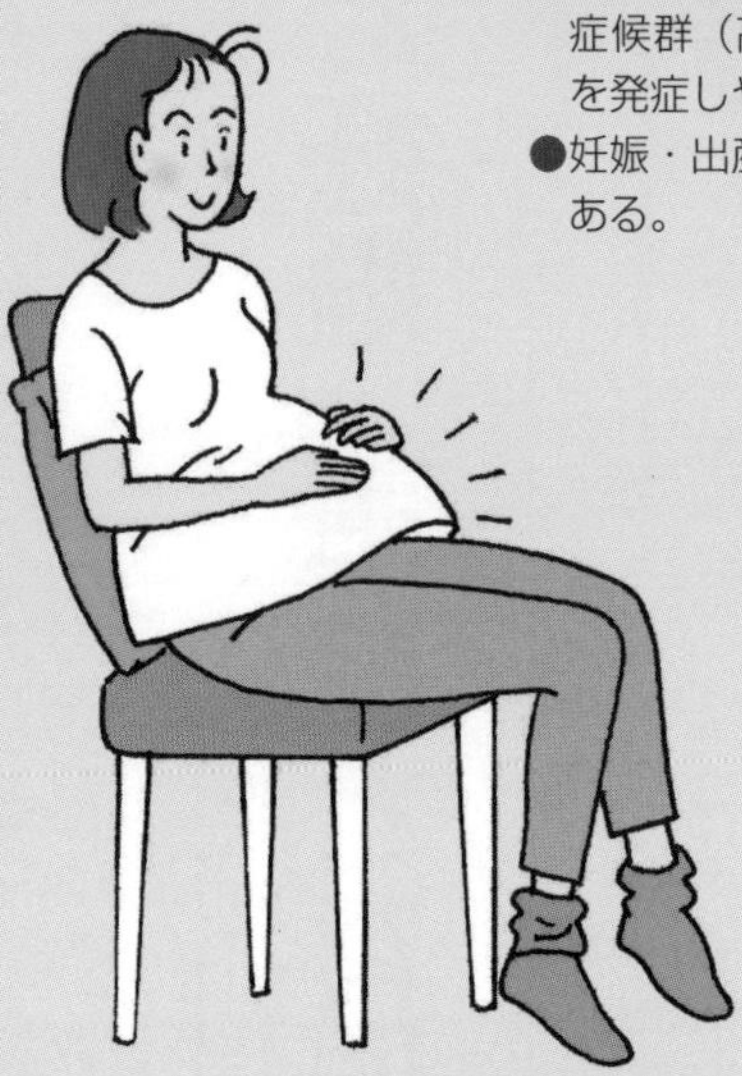

母体への影響

- 病気の勢いが強いと、重症の妊娠高血圧症候群（高血圧・むくみ・タンパク尿）を発症しやすい。
- 妊娠・出産の後、病気が悪化する傾向がある。

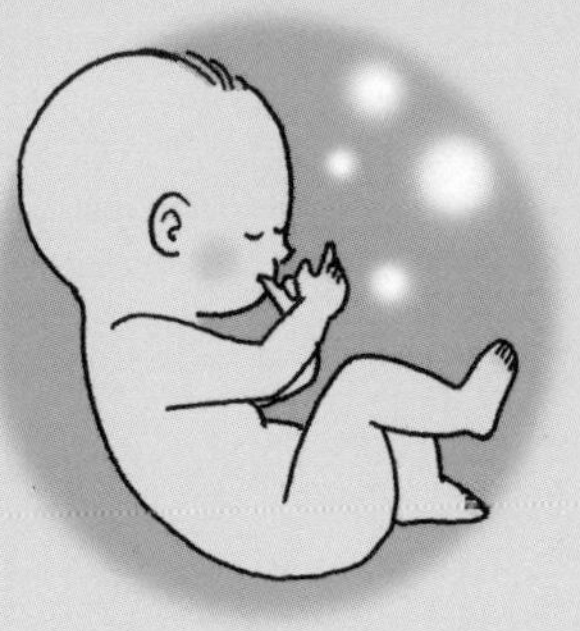

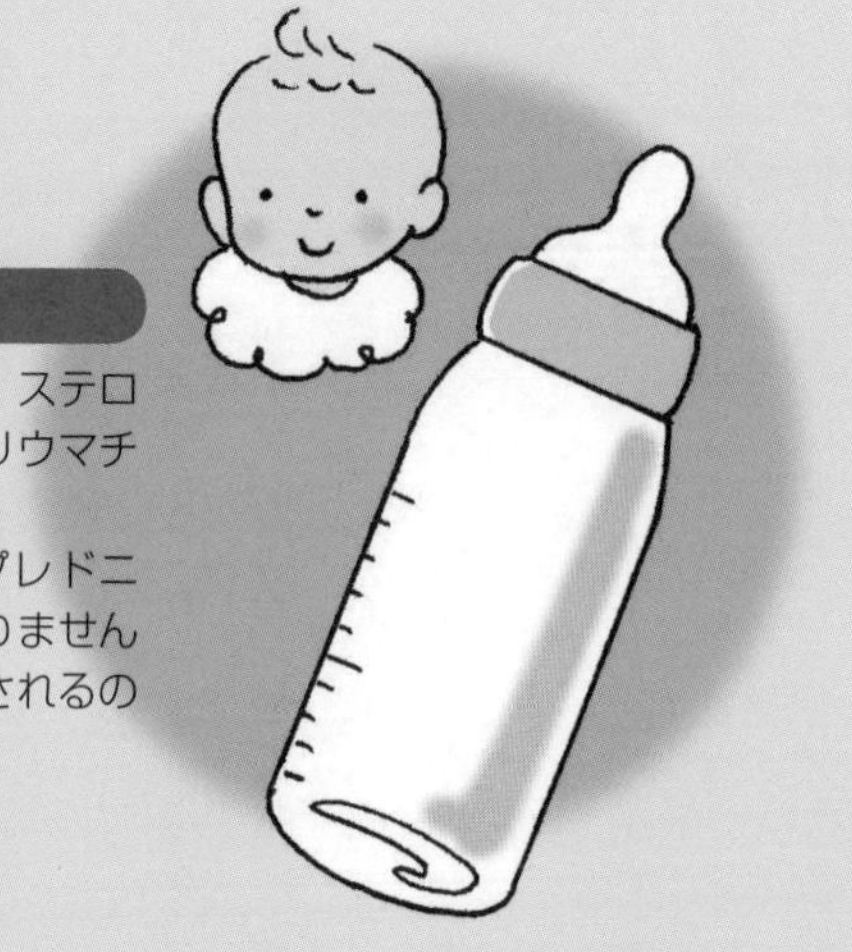

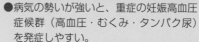

赤ちゃんへの影響

出産後は病状が悪化しやすいため、ステロイドの量を増やしたり、早めに抗リウマチ薬を再開する必要があります。
ステロイドは 1 日 15 ㎎以下（プレドニゾロン換算）なら母乳でも問題ありませんが、抗リウマチ薬は母乳中に分泌されるので授乳は避けてください。

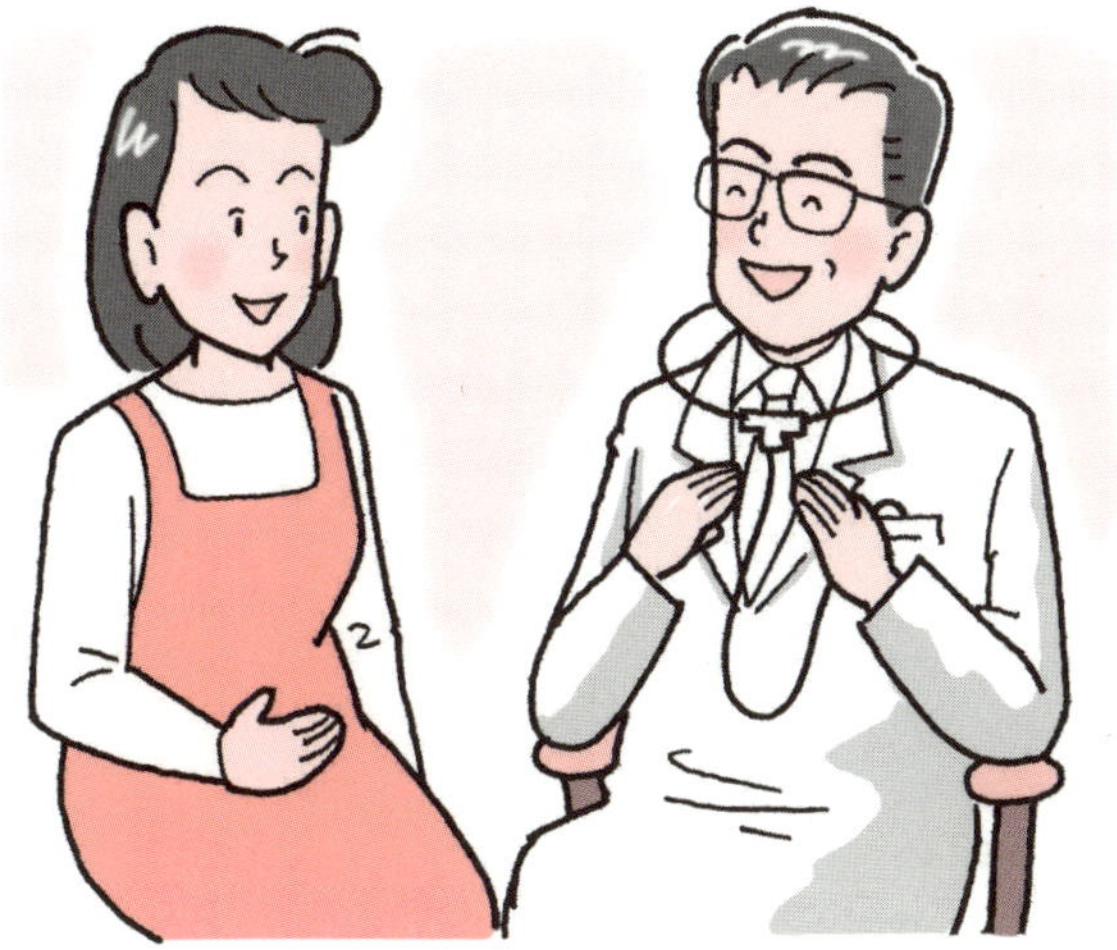

があります（習慣性流産）。これは、血管が詰まる血栓症が胎盤でおこることが原因です。
この場合には、あらかじめアスピリンなどの薬をのむことが流産を防ぐ一助になります。アスピリンには、血栓・塞栓形成の抑制作用があります。

妊娠中には低分子ヘパリンという特殊な薬を注射する必要がある場合もあります。ですから、抗リン脂質抗体をもっている患者さんが妊娠を希望するならば、主治医とよく相談し、産婦人科のお医者さんとも連携プレーをとっていただくことが必要です。わたしの患者さんでも、何人かが流産せずに無事にお子さんを出産しています。

ただし、妊娠を希望する場合には、次の条件を満たしていることが必要です。

①病気がコントロールされており、ステロイドの量がプレドニゾロン換算で1日あたり15㎎以下であること。
②腎機能が正常であること。
③高血圧がないこと。
④心肺機能が正常であること。

妊娠する前に、妊娠の可否について主治医とよく相談してください。主治医との相談なしに勝手に妊娠をしてしまい、あとで母子ともに問題をおこし、取り返しがつかなくなる場合もありえるのです。

また、妊娠の経過中、3〜4カ月くらいになると胎内の赤ちゃんには手や足や心臓ができてくるといわれています。この時期に余計な薬をのむと赤ちゃんに奇形がおこることがまれにあるので、この時期にのむ薬はお医者さんと相談する必要があります。

とくに、リウマチの薬として使用されるメトトレキサート（リウマトレックス）は奇形をおこす可能性のあることがすでに知られています。この場合は、少なくとも妊娠する2カ月以上前に、ステロイド薬に切り換える必要があります。

出産と育児

ステロイドをのんでいたり、あるいは膠原病になっていたりすると、早産や未熟児が生まれる頻度が多少あがります。

しかし、これも内科医と産婦人科医が妊娠早期からお互いに連絡をとり、早めに入院することで大事に至るのを避けることができます。ただし出産後に、おおもとの膠原病が悪化することがたまにあります。

とくに全身性エリテマトーデス（ＳＬＥ）が出産後に再燃しやすいことは、すでに第4章で述べたとおりです。

また、ステロイドをのんでいると、ふつうの人より感染しやすくなったり、あるいは傷口の盛りあがりが悪くなったりすることが多少あります。このため、出産時に帝王切開や、あるいは会陰切開などをした場合には、十分な期間にわたって抗生物質を使うことと、抜糸までの期間を長くとることが必要になります。あまり早く抜糸すると傷が開いてしまうことがあり、その場合には再縫合をしなければなりません。

また、関節リウマチの場合にも出産後にリウマチが悪化することがあります。このため、出産が終わったら抗リウマチ薬の服用をできるだけ早く再開してください。人工乳で育児をすれば、赤ちゃんへの薬の影響を心配しないですみます。

日本の難病対策

難病の定義

難病の定義にはいろいろあります。国としてのこれまでの考え方は、昭和47年の難病対策要綱に述べられています。それによると、難病は次のように定義されています。

（1）発病の機構が明らかでないこと。
（2）治療方法が確立していないこと。
（3）稀少な疾病であること。
（4）長期の療養を必要とすること。

しかし、難病の数が増えてきたことや、治療費の財源が十分にないことなどから、平成26年5月23日に「難病の患者に対する医療等に関する法律」（難病法）が新たに制定されました。これによって、難病患者の医療費助成に消費税などの財源があてられることになり、安定的な医療費助成の制度ができあがりました。

指定難病とは?

この法律のなかで、医療費助成の対象とする病気は新たに「指定難病」とよばれることになりました。

指定難病は、すでに述べた難病の四つの条件に加え、次の二つの条件を満たしていることが必要です。

（5）患者数がわが国で一定の人数（人口の約1％程度）に達しないこと。
（6）客観的な診断基準があること。

現在、306の病気が指定難病になっています。指定難病のリストは「難病情報センター」のホームページ（231頁参照）で閲覧できます。これに伴って、わが国には指定難病患者が、平成27年度現在で約150万人いることが推測されています。また、医療費助成の規模は約1800億円に達しています。

指定難病の数は今後も増える可能性があります。厚生労働省で検討され、必要と思われるものは承認される予定になっています。

指定難病の医療費助成を受けるには

指定難病の医療費助成を受けるには、「医療受給者証」が必要です。指定難病の対象となっている病気であると診断された場合には、診断書と必要書類をあわせて、都道府県窓口に医療費助成の申請をしてください。

その際の必要書類は、特定医療費受給認定申請書、診断書、住民票、市町村民税課税証明書、健康保険証の写しなどです。

なお、申請窓口は都道府県によって異なるので、くわしくは保健所や難病相談・支援センター（225頁参照）などにお問い合わせください。

都道府県に申請し、その病気であることが認められ、しかも一定以上の重症度であることが認められれば、「医療受給者証」が交付されます。これを病院の窓口で提示すると、医療費助成が受けられます。通常は、申請から交付まで約1カ月かかります（次頁図参照）。

医療受給者証の交付について患者さんが理解しておくことがあります。それは「似て非なる」

指定難病の医療費助成を受けるための「医療受給者証」申請手続き

●申請の窓口は都道府県によって異なります。くわしくは住所管轄の保健所などへお問い合わせください。

●受給者証の有効期間は、原則として申請日から1年以内で都道府県が定める期間です。1年ごとに更新の申請が必要です。

■主な必要種類
・特定医療費受給認定申請書
・診断書
・住民票
・市町村税（非）課税証明書などの課税状況を確認できる書類
・健康保険証の写し

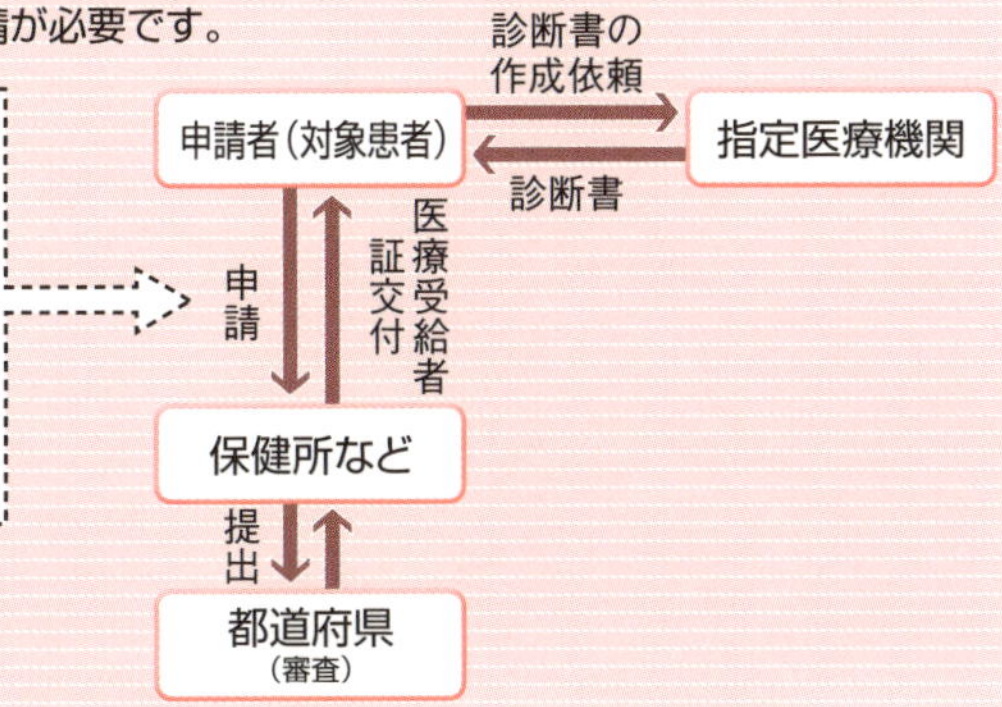

＊難病指定医のいる医療機関については、お住まいの都道府県の窓口にお問い合わせください。

病気では認定されないということです。必ず当該の病気の診断基準を満たしていることが必要です。ここでいんちきをすると、医師は公文書偽造の罪に問われてしまいます。

また、軽症の場合には認定されません。それぞれの指定難病に重症度基準があり、一定以上の場合に限って認定をされることになっています。

なお、医療受給者証の有効期間は1年間です。したがって1年ごとに更新の手続きが必要です。通常は、所轄の保健所からお知らせがあるはずですが、忘れないようにしてください。

医療費助成における自己負担

医療受給者証があれば医療費はすべてただになるのでしょうか？

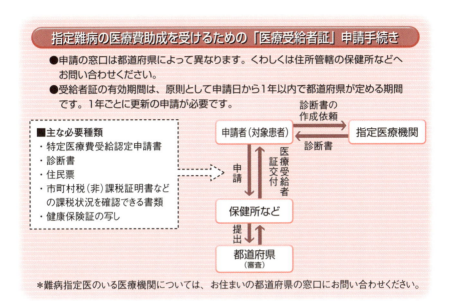

いえ、そうではありません。原則として、患者負担が2割あります（次頁表参照）。

通常、医療機関の窓口では、医療費の7割を

●医療費助成における自己負担上限額（月額）

（単位：円）

階層区分	階層区分の基準 （( )内の数字は、夫婦2人世帯の場合における年収の目安）		患者負担割合：2割 自己負担上限額（外来＋入院） 原則 一般	高額かつ長期※	人工呼吸器等装着者	既認定者（経過措置3年間） 一般	特定疾患治療研究事業の重症患者	人工呼吸器等装着者
生活保護			0	0	0	0	0	0
低所得Ⅰ	市町村民税非課税（世帯）	本人年収～80万円	2,500	2,500	1,000	2,500	2,500	1,000
低所得Ⅱ		本人年収80万円超え	5,000	5,000		5,000		
一般所得Ⅰ	市町村民税課税以上7.1万円未満（約160万円～約370万円）		10,000	5,000		5,000	5,000	
一般所得Ⅱ	市町村民税7.1万円以上25.1万円未満（約370万円～約810万円）		20,000	10,000		10,000		
上位所得	市町村民税25.1万円以上（約810万円～）		30,000	20,000		20,000		
入院時の食費			全額自己負担			1／2自己負担		

※「高額かつ長期」とは、月ごとの医療費総額が5万円を超える月が年間6回以上ある者
（例えば医療保険の2割負担の場合、医療費の自己負担が1万円を超える月が年間6回以上）。

難病情報センターホームページ（2016年6月現在）から引用

医療保険が負担し、残りの3割を患者さんが負担します。特定医療費の支給（医療費助成）を受けた場合には、指定医療機関での窓口負担は、自己負担上限額（月額）までとなります。

ただし、自己負担上限額と医療費の2割を比較して、自己負担上限額のほうが上回る場合には、医療費の2割が窓口での負担額となります。

この自己負担について、患者団体などから強い不満の声があがっています。しかし、このように難病に対して医療費助成をしている国はほかにはありません。

また、難病でも関節リウマチやがんなどは患者数が多いためだけの理由で、指定難病にはなっていません。制度の公平性という観点からみれば、大いに問題であると思います。

このため、税金と同じように、「応分の負担」をするのは当然ではないかと、わたしは考えています。

これらの疾患や医療費助成に関する最新の情

報については、難病医学研究財団が管轄している「難病情報センター」のホームページ（231頁参照）で閲覧できます。

現在、わたしがこの難病情報センター運営委員長をしていますが、そのアクセス数は毎月250万件を超えるほどです。

療養生活環境整備事業

この事業は「難病法」に基づき、平成27年4月1日から実施されています。この事業では、難病患者およびその家族などに対する相談支援や、難病患者に対する医療などにかかわる人材育成、さらには在宅療養患者に対する訪問看護を行うことにより、難病患者の療養生活の質の維持向上を図ることを目的としています。

難病相談・支援センター事業

平成15年度から、都道府県ごとに難病相談・

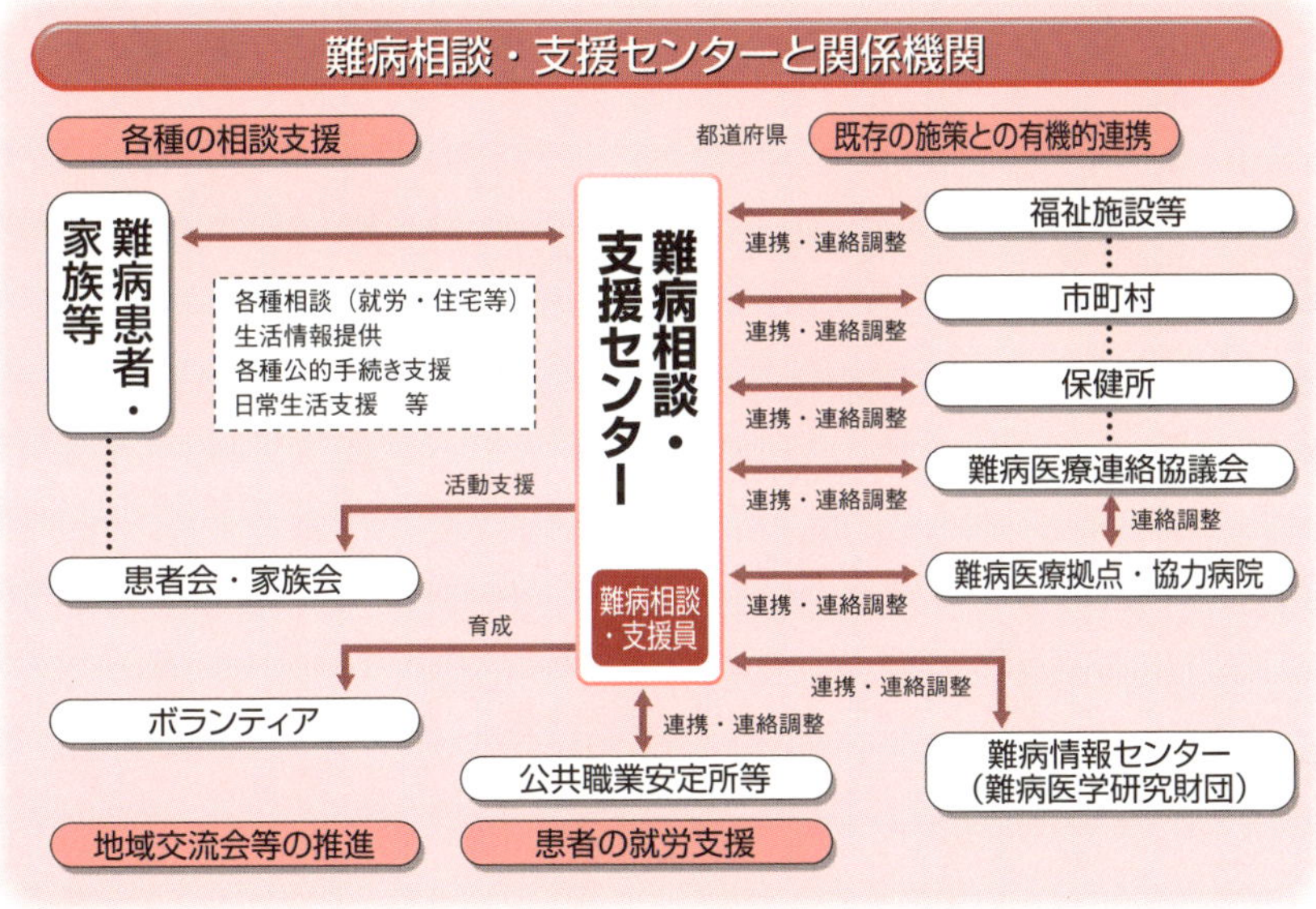

支援センターが順次設立されつつあります。

このセンターでは、難病に悩む患者さんやご家族の療養および生活についての悩みや不安などの解消をはかるとともに、電話や面談などによる相談、患者会などの交流促進、就労支援など、難病患者のもつさまざまなニーズに対応したきめ細かな相談支援を行うことを目的としています。

この相談窓口も、前述した難病情報センターのホームページから検索が可能になっています。くわしくは、都道府県の担当課にお問い合わせください。

難病患者等ホームヘルパー養成研修事業

介護職員初任者研修、社会福祉士および介護福祉士研修などを修了している人たちが対象で、難病患者に対するホームヘルパーを養成するために、一定のカリキュラムに従って研修会が開催されます。

在宅人工呼吸器使用患者支援事業

人工呼吸器を装着していることで特別の配慮を必要とする難病患者に対して、在宅で適切な医療を確保することを目的としています。

障害者総合支援法

平成25年4月からは、これまで「障害者自立支援法」とよばれてきた制度が「障害者総合支援法」になりました。ここでは、障害者の定義に「難病等」が追加されました。そして、平成27年1月からは指定難病も加わり、対象となる病気の数が332まで拡大されました。障害者総合支援法の対象疾病のリストは、「難病情報センター」のホームページ（231頁参照）で閲覧できます。

対象となる患者は、障害者手帳をもっていなくても、必要と認められた支援を受けることができます。お住まいの市区町村の担当窓口にサ

●介護用品・自助具給付サービス 17品目

既対象品目

- 便器
- 特殊尿器
- 特殊マット
- 体位変換器
- 特殊寝台
- 入浴補助用具
- 車椅子（電動車椅子を含む）
- 歩行支援用具
- 電気式たん吸引器

＋

追加対象品目
（平成15年度から）

- 意思伝達装置
- 特殊便器
- ネブライザー（吸引器）
- 訓練用ベッド
- 移動用リフト
- 自動消化器
- 居宅生活動作補助用具
- 動脈血中酸素飽和度測定器（パルスオキシメーター）

ービスの利用を申請してください。

身体障害者福祉制度

これは、身体障害者福祉法（更生医療）に掲げる障害をもつ18歳以上の人が対象で、身体障害者の更生を援助し、その更生に必要な保護を行うものです。ちなみに、更生医療とは身体の障害の除去・軽減を目的としたリハビリテーション医療と定義づけられています。更生医療の対象者は、次の障害が永続する人です。

①視覚障害
②聴覚・平衡機能障害
③音声・言語機能障害、そしゃく機能障害
④肢体不自由
⑤心肺機能障害、腎臓機能障害、呼吸機能障害

関節リウマチで、関節が変形したり、日常動作が不自由になったりするなどの障害が出た場

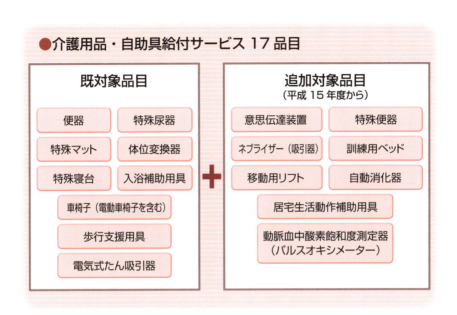

合、あるいは間質性肺炎による呼吸不全、肺高血圧症による心不全などの場合には、身体障害者の認定を受けられる場合があります。

障害の程度によって1級から7級までの等級があり、等級ごとに受けられる援助の内容が異なります。更生医療の給付、電車やバスなどの運賃割引、日常生活用具（ベッド、浴槽、便器など）の給付・貸与、補装具（義眼、補聴器、義肢、車椅子など）の交付・修理、住宅改造の助成、ホームヘルパーの派遣などのさまざまな援助が受けられます。

身体障害者の認定を受けるには、専門医に申請書の作成をお願いし、市区町村の窓口で申請手続きを行う必要があります。

なお、お医者さんが身体障害者申請のための書類を書くには、身体障害者手帳指定医の資格をもっていることが必要で、どのお医者さんでも書けるわけではありません。申請が認可されると、「身体障害者手帳」が交付されます。

高額療養費の払戻し制度

療養費の自己負担には限度額があり、限度額を超えた額は高額療養費として還付されます。限度額は、70歳未満・70歳以上および所得によって異なります。

70歳未満の国民健康保険被保険者の場合、自己負担限度額（月額）は、住民税非課税者が3万5400円、年間所得210万円以下が5万7600円、年間所得210万～600万円が8万100円＋（医療費－26万7000円）×1％、年間所得600万～901万円が16万7400円＋（医療費－55万8000円）×1％、年間所得901万円超が25万2600円＋（医療費－84万2000円）×1％です（2016年現在）。

これは、健康保険に加入しているすべての人が対象となります。ただし、個室の差額ベッド代や、保険対象外の医療を受けた際の技術料などは高額療養費の対象外です。

事前に保険者（市区町村）に申請し「限度額適用認定証」の交付を受けて提示すれば、病院での支払いが自己負担限度額までですむ制度もあります。

これらの制度は、社会保険事務所、健康保険組合、市区町村の国民健康保険課が相談窓口になっているので、詳しいことはお問い合わせください。

税金の医療費控除

1年間にかかった医療費が一定額を超えた場合に、確定申告によって所得税が減税される制度です。また、身体障害者の認定を受けている場合には、手帳を提示することで障害者控除を受けることができます。

詳しくは、税務署の窓口にご相談ください。

障害年金

厚生年金、あるいは国民年金に加入している患者さんが、障害によって日常生活に支障をきたしている場合に、障害年金を受け取ることができます。

詳しくは、厚生年金は社会保険事務所に、国民年金は市区町村の年金担当課にご相談ください。

公的介護保険

社会の高齢化に対応して発足した保険制度です。65歳以上の高齢者を対象に給付を行うことを原則としています。しかし、40～64歳でも関節リウマチなど特定の病気の患者さんは、介護に必要な給付が受けられる場合もあります。

介護保険では、給付は現金ではなく介護サービスの形で受けることになります。このなかには、在宅介護を支援する居宅サービスと、施設に入所する施設サービスの二種類があります。

居宅サービスにはホームヘルパーの派遣、訪問看護、訪問リハビリ、訪問入浴、短期入所、福祉用具の貸与や購入資金の給付などがあります。

もう一方の施設サービスとは、特別養護老人ホーム（介護老人福祉施設）（常時の介護を必要とし、居宅で介護を受けることが困難な場合）、介護老人保健施設（病状安定期であり、入院治療をする必要はないが、リハビリテーション、看護、介護が必要な場合）や、介護療養型医療施設（病状が安定期にある要介護者に対し、医学的管理のもとに介護その他の世話や必要な医療を行う場合）に入所することです。ただし、介護を必要とする患者さんの状態によって、選べるサービスの種類や受けられる回数は異なります。

これらのサービスを受けるためには要介護認定を受ける必要があります。この申請は市区町村の介護保険担当部署になります。申請書が受理されると、市区町村の認定調査員が来訪し、障害の程度や運動機能などを細かくチェックしたうえで調査書を作成します。また、主治医は意見書の作成を求められます。

この調査書と意見書をもとにして要介護状態の判定が六段階評価（要支援を含む）で行われ、要介護度に応じたサービスが受けられます。

どのような居宅介護サービスを組み合わせて利用するかをコーディネイトするのが介護支援専門員（ケアマネジャー）です。なお、サービスにかかった費用の1割は自己負担になります。

住宅改修や福祉用具の購入など、保険者（市区町村）への支給申請により、利用者が費用負担したものに対し、あとで給付費が現金で支給される償還の制度もあります。

患者さんを支える組織

●難病情報センター

すでに述べたように、難病情報センターでは、指定難病に関する情報をホームページ上で提供しています。

ホームページアドレス：http://www.nanbyou.or.jp

●一般社団法人全国膠原病友の会

昭和46年に設立され、34の支部があり、会員数は約5000人。膠原病の患者さんたちが自ら組織している会です。その目的は、次の3つです。

①膠原病に関する正しい知識を高める。
②明るい療養生活を送れるよう会員相互の親睦を深める。
③膠原病の原因究明と治療法の確立ならびに社会的対策の確立を要請する。

全国に支部をもち、『膠原』という機関誌を発行しています。

また、年に1回の総会を開催して患者さんに連帯を呼びかけているほか、専門医とケースワーカーが個人面談をする「膠原病医療相談会」を定期的に開催しています。

連絡先

〒102-0071
東京都千代田区富士見町2-4-9　千代田富士見スカイマンション203
電話：03(3288)0721　FAX：03(3288)0722
ホームページ：http://www.kougen.org/

（2016年6月現在）

患者さんを支える組織

●公益社団法人日本リウマチ友の会

関節リウマチに悩む患者さんとボランティアの人びとが中心となって昭和35年に創設された歴史のある組織です。会員数は2万2000人を超え、全国に47の支部をもっています。

機関誌『流』（年間5冊以上）を発行し、「リウマチ110番」というリウマチ専門医による電話相談なども行っています。

また、各地域の専門の医療機関の紹介や自助具の紹介、リウマチ専門書の紹介なども行っています。

年に1回の総会を開催してリウマチに対する啓発活動を行っているほか、新規治療の認可に関する請願などを積極的に行っています。

連絡先

〒101-0035
東京都千代田区神田紺屋町6番地　大矢ビル2階
電話：03(3258)6565
ホームページ：http://www.nrat.or.jp/

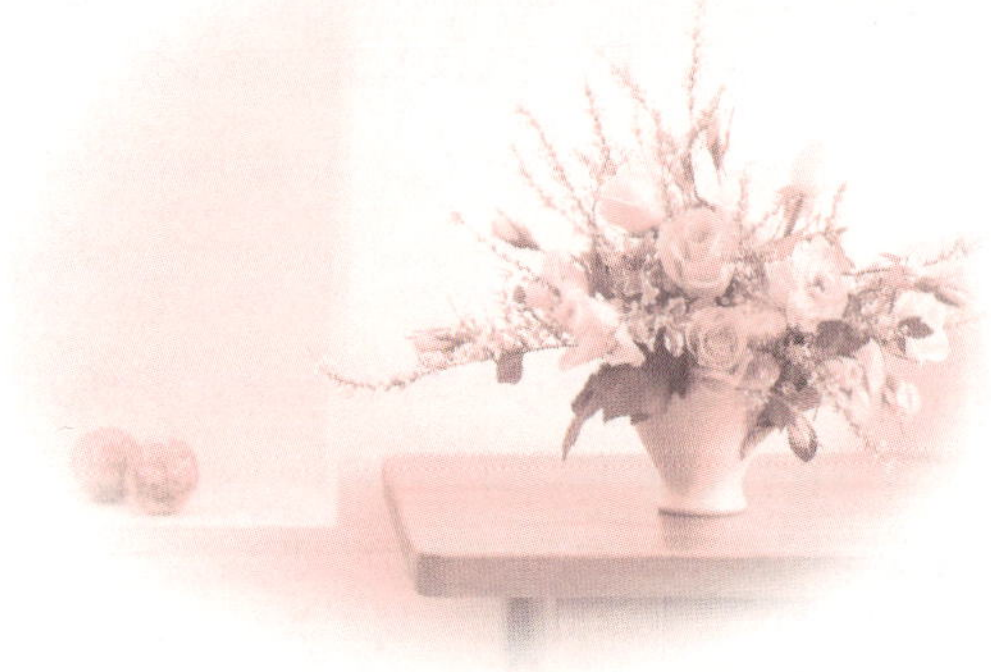

（2016年6月現在）

〈付録〉用語解説

ALT（アラニンアミノ基転移酵素）、GPT（グルタミン酸ピルビン酸トランスアミナーゼ）：肝臓の機能を示す検査のひとつ。肝臓の細胞が炎症などによって壊れると、増加する。

AST（アスパラギン酸アミノ基転移酵素）、GOT（グルタミン酸オキサロ酢酸トランスアミナーゼ）：前項と同様に肝臓の機能を示す検査のひとつ。肝臓の細胞が炎症などによって壊れると、増加する。

CRP：炎症の指標のひとつ。C反応性タンパクともよばれる。

DNA：デオキシリボ核酸のこと。遺伝子の本体をなす核酸のひとつ。

HLA抗原（組織適合抗原）：白血球をはじめとする全身の細胞に発現されている抗原。臓器移植の際にみられる拒絶反応の原因となる。

LDH：乳酸脱水素酵素のこと。からだの細胞が壊れると、血中に増加する。

アシドーシス：からだのなかが酸性に傾く状態。

アフタ：口のなかにできる小さくて浅い潰瘍。

アミロイド：線維状のタンパク質の一種。代謝異常や炎症などでからだの臓器にアミロイドが沈着した状態をアミロイドーシスという。

Ig（免疫グロブリン）：抗体の一種。免疫グロブリンには、IgG、IgM、IgA、IgD、IgEの5種類がある。

インターロイキン：生理活性物質のひとつ。白血球間の相互作用に働く物質の総称。サイトカインともよばれる。

活性酸素：酸素分子が、より反応性の高い化合物に変化したもの。組織を傷つける作用がある。

寛解：治療によって症状もなくなり、検査結果も正常化した状態。

間質性肺炎：肺の間質に炎症がおこる病気。肺線維症の原因となる。化学物質、弱毒菌、自己免疫異常などによっておこる。

ガンマグロブリン：グロブリンとよばれるタンパク質の一種。抗体（免疫グロブリン）を含んでいる。

基質：酵素が作用する相手の物質のこと。

拮抗薬：ある物質の作用を阻害する薬のこと。

胸腺：心臓の前側にある小さな組織。このなかでTリンパ球が作られ、分化・成熟する。

筋原性酵素：筋肉の細胞の中にのみ存在する酵素のこと。筋肉が壊れると、血中に放出されて増加する。

クレアチンキナーゼ（CK）：筋肉内に大量に存在する酵素のひとつ。筋炎などで筋肉が壊れると、血中に放出されて増加する。

クレアチンとクレアチニン：クレアチンは筋肉の中に存在し、代謝されるとクレアチニンになる。

結合組織：組織同士を結びつけ、一定の形態と機能を保つ働きをする。

血沈：赤血球沈降速度のことで、「赤沈」ともいう。炎症などの際に増加する。

抗ＲＮＰ抗体：自己抗体の一種。リボヌクレオプロテインに対する抗体で、混合性結合組織病で高値を示す。

抗核抗体：自己抗体の一種。細胞核成分に対する抗体で、膠原病などでみられる。

骨髄抑制：骨髄の機能が抑制された状態。免疫抑制薬の投与などでみられる。

抗ＤＮＡ抗体：ＤＮＡに対する自己抗体。全身性エリテマトーデスでみられやすい。

サイトカイン：細胞間の相互作用に働く生理活性物質の総称。細胞同士が使う「ことば」のようなものである。

糸球体：腎臓に存在する血管のかたまりで、ろ過装置の役割をする。

シクロオキシゲナーゼ（COX）：アラキドン酸をプロスタグランジンなどに変換する酵素。

自己寛容：自分のからだに対して免疫応答をおこさない状態。

自己抗体：自分のからだの成分に対する抗体。

シンチグラフィー：放射線同位元素（アイソトープ）を用いた画像検査。

ステロイド：化学構造上、ステロイド環を有する化合物の総称。

生検：病気になった部分から手術的に検体を採取し、顕微鏡で調べること。

線維化：炎症などの後に線維芽細胞が増殖した状態。

阻害薬：特定の物質の働きを抑える薬剤。

肺高血圧症：心臓から肺につながる動脈（肺動脈）の圧が上昇する病気。

パルス療法：ステロイドなどを大量かつ短期間に投与する治療法のこと。

フィブリノーゲン：血液凝固因子のひとつ。代謝されるとフィブリンとなる。

プレドニゾロン換算：使用するステロイドの量を、膠原病の治療で最もよく使われているプレドニゾロンの量に換算すること。

プロスタグランジン：アラキドン酸から生合成される生理活性物質の一種。生体の恒常性の維持や炎症などに深く関与する。

補体：抗体の作用を補完する血清中のタンパク質で、炎症、細胞破壊などを引き起こす。

ホルモン：体内で合成され、からだのなかの代謝などに関わる物質。

マクロファージ：生体内に侵入した異物、細菌、ウイルスなどを取り込んで消化する働きを有する。大食細胞ともよばれ、血液の中の単球から分化する。

メトトレキサート：葉酸代謝を抑える作用を有しており、がんや関節リウマチなどの治療に用いられる。

免疫機構：からだを異物から防御するしくみ。

免疫複合体：抗原と抗体からなる複合体のこと。

溶連菌：「溶血性連鎖球菌」とよばれる細菌のこと。

リウマトイド因子：IgGに対する自己抗体。関節リウマチ患者の約75％にみられる。

リンパ球：白血球の一種で、免疫反応をつかさどる。

ループス：全身性エリテマトーデス（SLE）のこと。

レイノー現象：血管にある平滑筋がけいれん状に収縮することにより、指などの血流が低下する現象。

レセプター（受容体）：細胞表面に発現する分子で、特定の物質（リガンド）と結合することによって、細胞内に情報を伝達する役目をもつ。

レトロウイルス：RNAウイルスの中で逆転写酵素を持つウイルスの総称。

著者略歴

宮坂　信之（みやさか　のぶゆき）

1973年、東京医科歯科大学医学部卒業、第一内科入局。79年、カリフォルニア大学医学部サンフランシスコ校内科研究員。81年、テキサス大学医学部サンアントニオ校内科研究助教授。86年、東京女子医科大学リウマチ痛風センター内科助教授。89年、東京医科歯科大学難治疾患研究所教授。95年、同第一内科教授。2000年、同膠原病・リウマチ内科教授。09年、日本リウマチ学会理事長。11年、東京医科歯科大学医学部附属病院長兼任。13年、東京医科歯科大学名誉教授。他多数歴任。日本学術会議会員。90年、日本リウマチ学会賞。97年、日本ノバルティスリウマチ賞。08年、日本リウマチ友の会賞。

編集協力／小宮　隆
装丁／竹田壮一朗
イラスト／嶋田善雄
DTP／株式会社RUHIA

最新版 膠原病・リウマチがわかる本

平成28年8月25日　第1刷発行

著　　者　宮坂信之
発 行 者　東島俊一
発 行 所　**株式会社 法研**
東京都中央区銀座1–10–1（〒104–8104）
販売 03(3562)7671 ／編集 03(3562)7674
http://www.sociohealth.co.jp
印刷・製本　研友社印刷株式会社

0123

ISBN 978-4-86513-286-1　定価はカバーに表示してあります。
乱丁本・落丁本は小社出版事業課あてにお送りください。
送料小社負担にてお取り替えいたします。